分娩時母児の心血行動態
―容積脈波の分析から―

Maternal and Fetal Cardiovascular Hemodynamics at Parturition － From the Viewpoint of Plethysmographic Analysis －

三上　正俊	青森敬仁会病院	内科部長
鍵谷　昭文	弘前大学医学部	教授
澤井　通彦	青森敬仁会病院	院長
丹野　恒明	青森慈恵会病院	院長
鈴木　雅洲	東北大学医学部	名誉教授

著

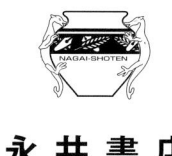

永井書店

序　　文

　ヒトは誰でも自分の誕生日を知っている．結婚記念日も妻の全部が，また誠実な夫の殆どが心得ている．それは各家庭の二大慶事であり，端的に生物学的な遺伝子の発生，継承を意味するからである．他方，行政にとっても出生率，結婚率の増減は国や地域社会の盛衰に直接関わる根本問題である．つまり分娩の意義はどの観点から考えても，如何に強調しても強調し過ぎることはないほど重大である．

　生理的現象とはいえ，分娩に立ち会う産婦人科医師の責任は重大であり，それは絶え間ない緊張の連続を強いられる．しかしそれにも関わらず分娩そのものに対する重要な知識が欠けているとしたら，根本的な誤りに気づかず，疑いすら持たないとしたら，それは21世紀医学における最も奇怪な物語に属する．

　現在まで臨床的にこの過ちがヒトの種としての存続に根本的な禍を及ぼしてきた積極的な形跡はない．電流がプラスからマイナスに流れるとしても実際の生活に何の支障もないのに似ている．しかし医師は科学的事実をはっきり認識すべきと我々は考えている．

　分娩第2期の激しい陣痛時には産婦の心拍出量は増加し，血圧は上昇するとどの教科書，成書にも明記されており，世界の産婦人科医師はそう固く信じて疑わない．しかし実はそれが正しいと証明する実験はどこにも存在しない．ただの言い伝いをそのまま盲信してきたようである．逆に脈拍を触れれば陣痛に伴う努責とともに脈拍が急速に微弱になって行くのが誰にでもよく分かるが，これについての記載は見当たらない．医学における先入観の恐ろしさでもある．Winner W and Romney SL（1966），橋本武次（1967）の偉大な業績は既に歴史の暗闇に埋もれていた．我々は彼らを暖かい白日の下に引き出したつもりであるが，実は同じ運命を辿らない保証はない．

　しかしこの本質的な解決は元来が産婦人科医師には余りにも難しく，宿命的に循環器医師が解決すべき問題だったかも知れないと思うことがある．そして分娩のみならず，妊娠，産褥，新生児，帝王切開を含めて産科領域の心血行動態は，母体と児の循環力学は循環器医師にとって未完の宝の山であり続けるだろう．オリンピック競技の1 msecの短縮のためスポーツ医学はそれ自体が鎬を削る競技に化しているが，その熱心さで取り組めば産科における循環動態の多くが解決されるだろう．期待は大きい．

　しかし実際に分娩に立ち会うのは産婦人科医師である．如何に循環器生理学が難しく，脈波学が理解し難いと言っても迷信に近いものを平気で信じ続けることは許されない．本書はこれ以上は分解できないほど脈波を平易に述べて説明したつもりである．定説を否定した点では革命的でもある．ぜひ多くの産婦人科の先生方には必読して戴きたい，と念願するものである．

　本書の出版にあたり大変なお骨折り下さった永井書店編集部長柳澤則雄氏をはじめ関係の方々に心からの感謝の意を表するものである．

2004年11月

著者ら

目　　次

はじめに ………………………………………………………… 1

§1　分娩時の指先容積脈波 ………………………………… 3
　1．症例呈示 …………………………………………………… 3
　2．末梢から波形への干渉 …………………………………… 7

§2．耳垂容積脈波 …………………………………………… 9
　1．耳垂用トランスジューサ ………………………………… 9
　2．産婦人科領域における指先容積脈波の優位性と欠点 … 10
　3．耳介血管の特異性 ………………………………………… 10
　4．耳垂容積脈波の波形 ……………………………………… 12
　　1）指先容積脈波形との比較 ……………………………… 12
　　2）波形の特異性 …………………………………………… 14
　　3）耳垂の温度 ……………………………………………… 15
　5．耳垂容積脈波のパラメータ値 …………………………… 15
　　1）収縮期昇脚時間　up-stroke time (UT) …………… 16
　　2）駆出時間　ejection time (ET) …………………… 16
　　3）波　高　pulse height (Hp) ……………………… 17
　　4）心拍効果　effect of cardiac beat action (B) …… 18
　　5）心力係数　force index of the heart (FI) ………… 18
　6．耳垂容積脈波の欠点と微分脈波の採用 ………………… 18

§3．分娩第1期の耳垂容積脈波 …………………………… 21
　1．症例呈示 …………………………………………………… 21
　2．伊藤，前田の症例 ………………………………………… 21

§4．分娩第1期の母体心血行動態 ………………………… 25
　1．諸家の報告の gaps ……………………………………… 25
　2．子宮収縮 (uterine contraction) の影響 ……………… 25
　3．諸家の報告の検討 ………………………………………… 26

§5．分娩第2期の耳垂容積脈波 …………………………… 29
　1．症例呈示 …………………………………………………… 29
　2．児娩出時の記録と解説 …………………………………… 32

目　次

§6．分娩第2期の母体循環動態 …… 37
1. 諸家の報告の gaps …… 37
2. Valsalva maneuver …… 37
   1) これは何か …… 37
   2) 呼吸と静脈還流 …… 37
   3) Freidberg C.K とその他の説明 …… 38
   4) 橋本と Winner and Romney の先見 …… 41
   5) Valsalva maneuver の容積脈波 …… 43
   6) 分娩第2期における Valsalva maneuver …… 45
3. 筋運動としての分娩第2期 …… 45

§7．分娩第2期の総括 …… 47
1. 共圧陣痛時の模式図 …… 47
2. 胎児循環の仮説 …… 48
3. Peripheral heart …… 48
4. 心筋と子宮筋の類似性 …… 48
5. 子宮筋における Starling の法則 …… 50
6. Winner and Romney，および橋本に対して …… 51

§8．分娩第3期の耳垂容積脈波 …… 53
症例3の心拍数と心拍効果の推移 …… 53

§9．分娩第3期の母体循環動態 …… 59
1. 心　拍　数 …… 59
2. 血　　　圧 …… 59
3. 心　拍　出　量 …… 59
4. 生物学的血管結紮と自己輸血 …… 60

§10．分娩時における脈波の心拍数と心拍効果の経過 …… 61
1. 症　例　3 …… 61
2. 6症例の平均値 …… 62

§11．分娩第3期から産褥初期にかけて …… 65
1. 分娩後の自律神経失調症の発現 …… 65
2. 坂口，後藤らの報告 …… 65
3. 血管収縮の回復 …… 66
4. 更年期障害への提言 …… 66

ま　と　め …… 67
文　　献 …… 69

はじめに

　分娩は生物としてのヒトの最大生理現象で人類存続の基礎をなすものである．人生への個人の誕生は家庭の一大事件であり，社会生活のすべてに決定的な意味を持つ．
　しかし，それにもかかわらず，そのときの母児の循環血行動態に一体何が起こっていたのか？　信じ難いことに20世紀を通じて21世紀になっても産婦人科医師のほとんどは神話的，伝説的な誤謬に疑いを持たない．医史学上，最大の謎でもある．この原因はいろいろ考えられるが，まず産婦人科医師にとって循環器学そのものがかなり難解である．循環器学では微分方程式，積分方程式が次々に羅列されるが，それは彼らを畏怖，辟易させる．しかし，如何に難解だからといって，この重大問題を不毛のままに放置するのは，未来の医史学者から現在の産科医師の怠慢を指摘されるかもしれない．
　分娩第2期の激しい陣痛は，その短期間の変化が母と児の予後に直接の影響を与える．従って古くから産科医師の最大の関心事で，多くの学者が解析に熱中している．そして，彼らの一部は循環器学的に全く正確な知識を持っていたが，肝心の正確な検査法は持たなかった．現在でも容積脈波だけである．これは陣痛中の血圧測定からも明らかで，産婦が動き，暴れるため，実際にわれわれは陣痛発作時の上腕血圧を聴診により測れない．カテーテルを血管に挿入しての直接測定法は最も信頼できそうに思われるが，しかし絶対的安静が条件であるため陣痛時の記録は全く信用できない．それなのに教科書には陣痛発作時の心拍出量は増加し，血圧は上昇すると書かれている．心拍出量測定には色素希釈法，熱拡散法が現在でも最も正確とされているが，厳格な安静時測定でも約10％の誤差があるので陣痛時解析には十分な注意が必要である．
　それでも若干の研究者は色素稀釈法により正しい母児血行動態を把握しようと努力している．しかし，彼らの多くは「激しい陣痛時には心拍出量が増加し，血圧も上昇する」と言う根拠は全く存在しないのに強力で間違った先入観に支配されていたようである．運動生理学は記録向上のため微細に研究されているが，そのときの心肺機能と似たものと考えたようである．そのため Winner and Romney (1966)[1]，橋本武次 (1967)[2] を除き，彼らの報告と見解は全く正確でない．

しかし，われわれは脈を触診すれば，陣痛に伴う努責とともに脈が漸次微弱になっていき，時にはほとんど触れなくなるのを発見した．これは脈圧の減少，すなわち血圧低下の何よりの証拠であるのに，この初歩的ながら簡単，確実な検査法でさえ何も報告が無いのは不思議である．

　脈波は血圧（圧脈波）の研究から発展した医学であるが，血圧は血流とともに元来が力学的2大変動量である．また，容積脈波 plethysmography (PTG) は，血圧により起こされる細動脈の容積変化を研究するもので，特に指先容積脈波はその波形が大動脈圧脈波（圧脈波とは動脈血圧波そのもの）の波形と似ているので，心機能，大動脈性状，末梢血管の情報も得られる．したがって，詳細な心血行動態つまり循環系の力学的探索に最適である．しかし，血圧は測るたび毎に数値が変わるし，また血管の容積変動は血圧変動の数100分の1であるから500倍から1,000倍に増幅して記録するため変動量も大きく出る．そのため一寸の原因で波高が測るたびに変わるので「波高が不安定で信用できない」と誤解されたり，また同一個体，特に若年者には正常波や硬性波が混合して出現することも多いが，これも「脈波の不安定さの見本」と指摘されたりした．しかし，現在ではこれは逆に自律神経失調症の最も簡単，正確な診断法とされている．そして，われわれの分娩時の実験は1970年代のものであるが，その後の追試は全く行われていないので逆説的ながら内容は最新である．

　確かに産科婦人科医師にとり循環器学は難解だが，産科の経過を理解するに必要なのは，①妊婦の増加した心拍出量，循環血液量を説明するためのPoiseuilleの定理，②分娩時のStarlingの法則と何よりもValsalva maneuverの正確な概念，③褥婦と新生児の血管抵抗増加を説明するためのOhmの法則である．この4法則を理解すれば，直接的にすべての説明が可能である．

§1 分娩時の指先容積脈波

われわれの使用計器は，フクダ電子製二段校正型PT-703である．現在は製造されていないが，改良された総合較正型PT-300型がフクダ電子から市販されており，これを1要素心電計FX-2111に連結して記録する．

1. 症例呈示

　図1はケース1，32歳，1回経産で破水していないので第1期であるが，子宮口は既に10cm開大し，陣痛発作時にはかなりの努責を伴っていた．第1段は陣痛間欠時で，波形は拡張波 dilated waveで波高は正常である．妊娠すれば胎盤由来のプロゲステロンの強力な血管拡張作用のため，後期妊婦の脈波形は正常波 normal waveと拡張波に2分されるから産婦の拡張波も異常ではない（三上正俊ら，1982)[3]．同時記録の心電図は標準肢誘導Ⅱである．次に第2段は陣痛発作時のもので，波高はかなり急速に低下している．心拍数はあまり変化なく心電図のnoiseも軽度である．第3段は，その後の間欠時で第1段の間欠時のパターンに戻っている．

　図2の第1段，第2段はその8分後の間欠時で破水して第2期であるが，図1の間欠時よりやや頻脈で波高も低い．波形は拡張波である．第3段，第4段は娩出陣痛発作時で，波高は極端に低下して完全平坦波 complete flattened waveのパターンに近い．一般に波高の急速な低下は，何よりも急性心不全やショックなど心筋収縮力や心拍出量の急激な低下時に見られるもので，またかなりの頻脈を伴う．これも一見まるで重症ショックの所見のごとくに見られ，また産婦の体動のため心電図のnoiseも増してきた．

　図3は娩出陣痛時の脈波で，排臨近いが，第1段は陣痛時で完全平坦波に近く，第2，3段は間欠時であるが波高も心拍数も回復はほんの軽度である．第4段は陣痛発作時で，完全平坦波で著しい頻脈である．

　この図3の所見から見るかぎり娩出陣痛時は非常な頻脈で，心拍出量は激減し，血圧（収縮期圧，弛緩期圧，平均圧，脈圧とも）も著しく低下しているとしか説明できない．しかし，発作時も脈波の切痕（後述の耳垂脈波の駆血時間の項で説明）は深く血管は拡張したままである．

　図4の第1段の左半分は共圧陣痛時の完全平坦波であるが，患者の指の握りしめが多くなってきたので途中で記録を中断している．そして，右半

§1 分娩時の指先容積脈波

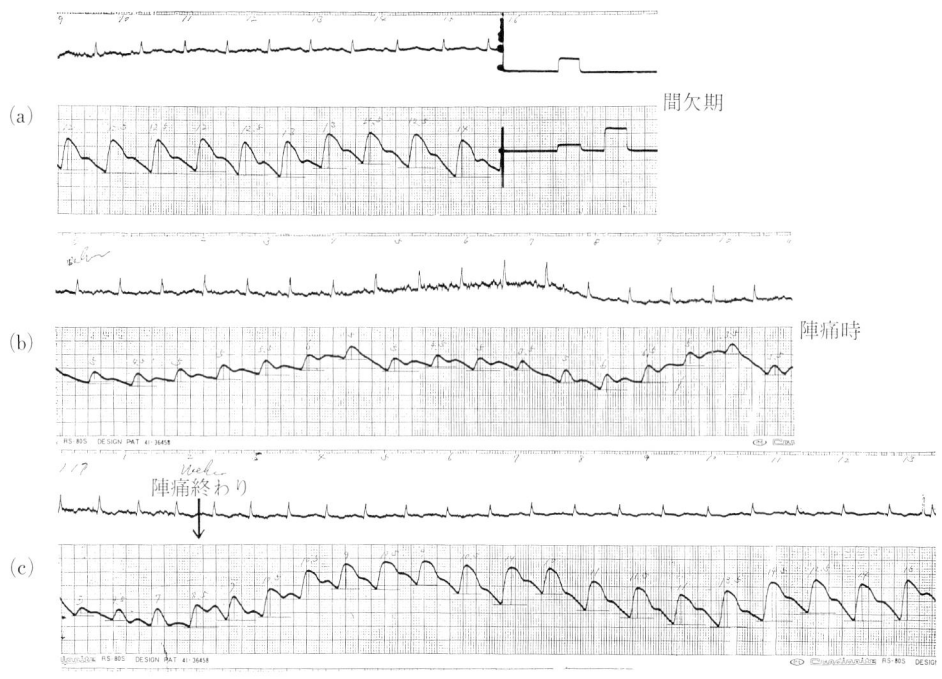

図1 F-PTG during the first stage of labor in case 1
(32 years old, para 1)
Paper speed 25mm/sec
a) Interval phase
b) Active phase
c) Time from end of active phase to interval phase (an arrow point)

　分は胎児娩出4分後で大きな拡張波が出現している．これは胎児娩出後の子宮収縮により大量の血液が母体循環に還元されて心拍出量が増し，血圧も回復したためである．第2段はその4分後で，この間に胎盤が娩出されているが，波形は正常波に一変している．これは心機能が回復し，血管も拡張位から正常の状態に戻ったことであるが，同時に血管がやや収縮状態になったことでもある．そして，第3段はさらにその4分後であるが，正常波のほかに硬性波 sclerotic waveおよび硬性波への移行形の複合波 combined wave, compound waveが混在している．この硬性波は大動脈硬化の典型波形とされるが，ほかにも機能的誘因，例えば冷たい部屋に入る，精神的緊張などでも出現し，誘因が去れば再び正常波に回復する．この場合は血管収縮がさらに進んで，交感神経による血管運動調節作用がかなり乱れている不安定な自律神経失調症のパターンである．

1．症例提示

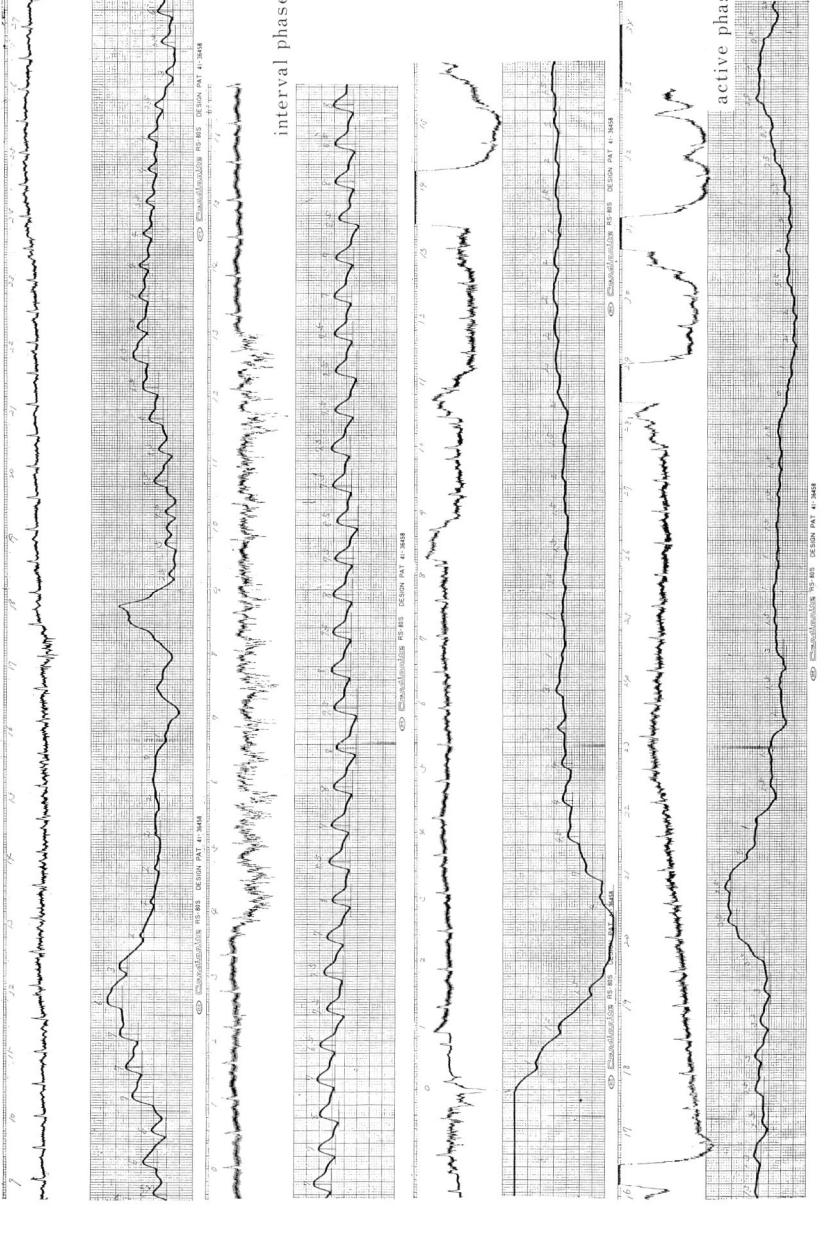

図2 F-PTG during the stage of bearing down effort of labor in case 1
1st panel and 2nd panel are interval phase
3rd panel and 4th panel are active phase

§1 分娩時の指先容積脈波

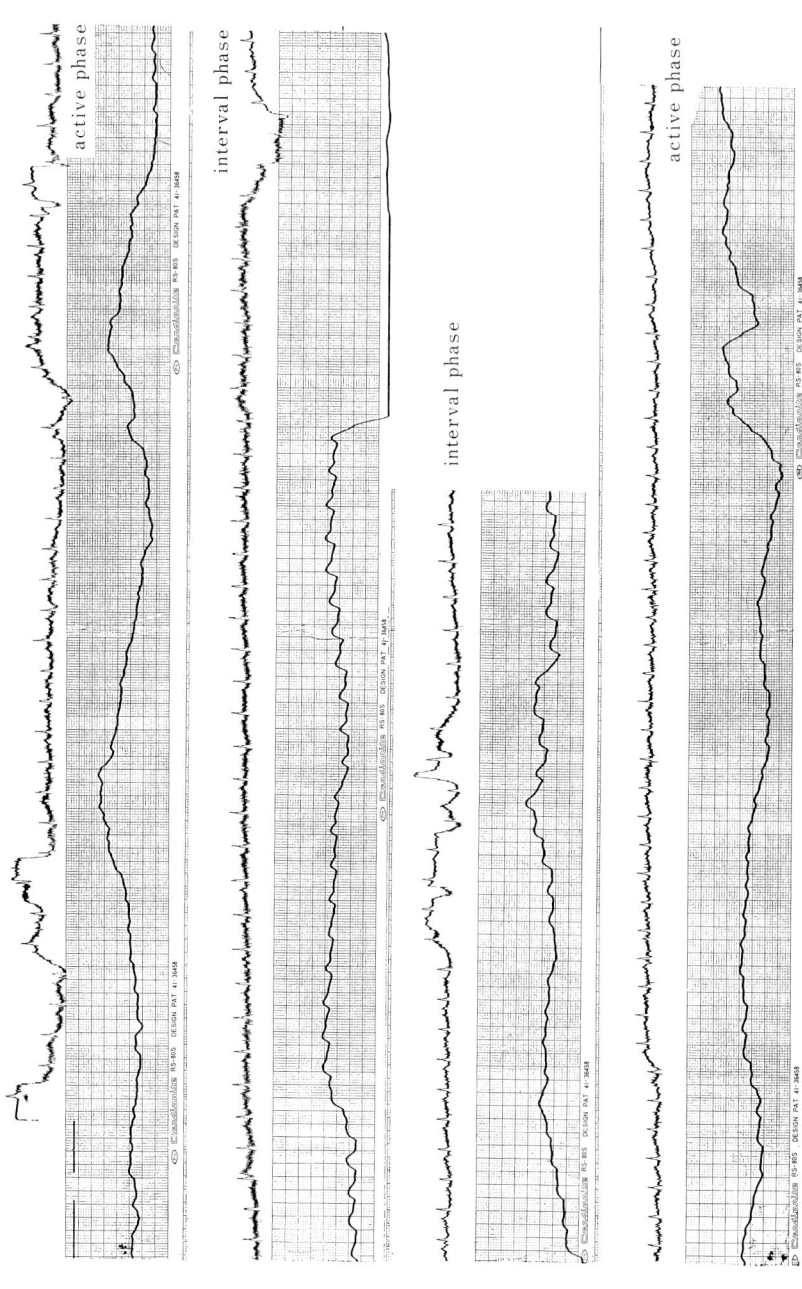

図 3 F-PTG is flattened with bearing down effort of labor in case 1

2. 末梢から波形への干渉

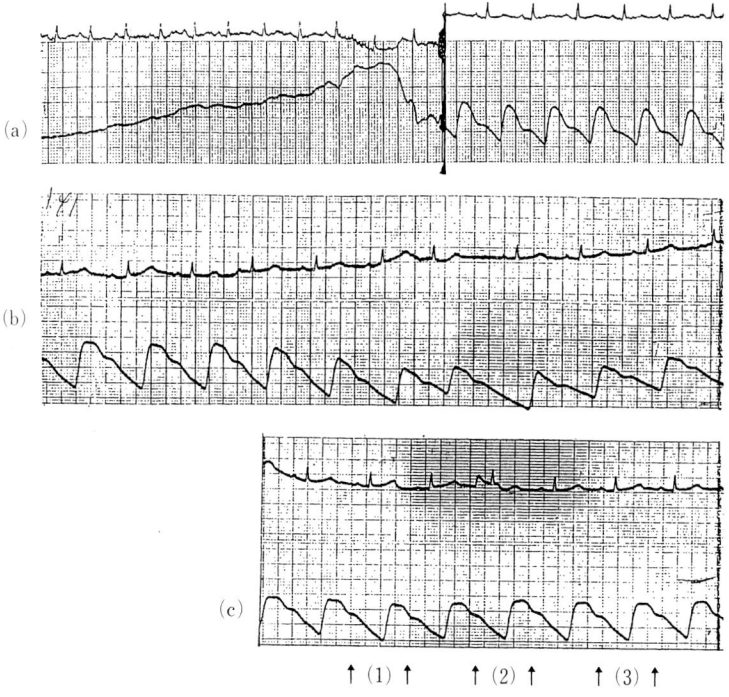

図4 F-PTG at the early stage of postpartum in case 1
(a) The upper panel (left): at the time of bearing down pain — flattened wave
   The upper panel (right): 4 min. after the delivery of baby — dilated wave
(b) 8 min. after the delivery of baby — the placenta also delivered — normal wave
(c) 12 min. after the delivery of baby — normal (↑1), sclerotic (↑2) and compound (↑3) wave

2．末梢から波形への干渉

　　分娩時の指先容積脈波の所見は，まったく斬新な多くの情報をわれわれにもたらし，これにより母児血行動態のすべてを説明し得るのでないかとの期待を抱かせる．しかしそう巧くはいかない．というのは，産婦によく注意を与え，またこの症例はかなり協力的であったが，努責に伴う陣痛時には産婦は手を握りしめるようになり，検査指を伸ばしたまま記録するのが困難だからである．つまり，指先容積脈波も安静状態で記録するのが第一条件であるのにそれが守り難い．
　　例えば，図5は22歳の健康非妊娠女性，安静仰臥位で記録した指先容積脈波で，第1段は正常波と前隆波 anacrotic wave の複合波であるが波高は

§1　分娩時の指先容積脈波

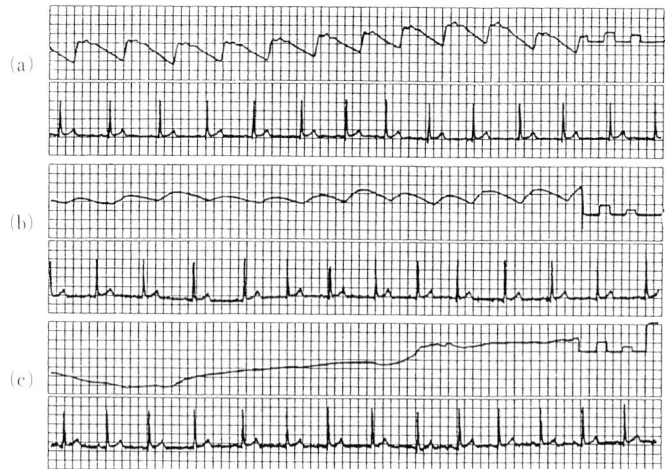

図5　Changes of F-PTG in a 22 years old woman under the various conditions of handgrip strength
(a) extended fingers without handgrip
(b) moderate handgrip
(c) strong handgrip

正常である．次に第2段は軽く被検指を曲げて手を握って記録したもので，それだけで波高が低下して波形もアーチ波になっている．これは指の屈曲により指先への動脈血流入量が減少して，うっ血状態になったためである．さらに第3段は強く被検指を曲げて手を握りしめたときのもので，完全平坦波になっている．指先への動脈血流入量はほとんどゼロであろう．

このような末梢性プラトー波は，努責の際は程度の差にかかわらず必発すると考えられるので，指先容積脈波による分娩時の母児循環動態検査は必ずしも適当なものではない．したがって，条件の如何にかかわらず常に安静を保てる身体個所，例えば耳垂容積脈波の使用が考えられる．

§ 2 耳垂容積脈波

1. 耳垂用トランスジューサ

　これは市販されていないのでフクダ電子に試作してもらった．また，脈波計本体に指先用のほかに耳垂用のin putを設けた．図6はPT-703型であるが，トランスジューサは指先用と耳垂用を示してある．耳垂用は軽い金属製の片仮名のコの字をした簡単なもので，耳垂に挟むようになっており，滑り止めのゴムの小片がついている．図7は脈波計本体とトランスジューサのブロックダイヤグラムで，本体のスイッチ切り替えにより指先と耳垂のどちらでも記録できる．耳垂トランスジューサもそのDC校正波(基準吸光量)が記録紙上1cmの高さが1Voltを表示し，AC校正波ではこの基準光量に上積みされる吸光変動量(容積変動量)のみを増幅する校正波がmVで表示されるのは指先用と同じである．

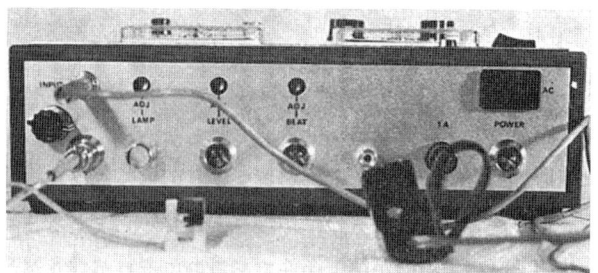

図6 Auricular PTG (A-PTG)

　A-PTG is obtained by the modified plethysmography of 2 step calibration plethysmography (PT-703, Fukuda Electronics Co). The upper side of two orifices of transducer is for fingertip PTG (F-PTG) and lower side for A-PTG. The shape of A-PTG transducer made of light metal is like コ. Plugging it into examinee's ear lobe, we record A-PTG. The wire of A-PTG transducer is relatively thin and short. We can record F-PTG or A-PTG respectively by switching on the machine.

§2 耳垂容積脈波

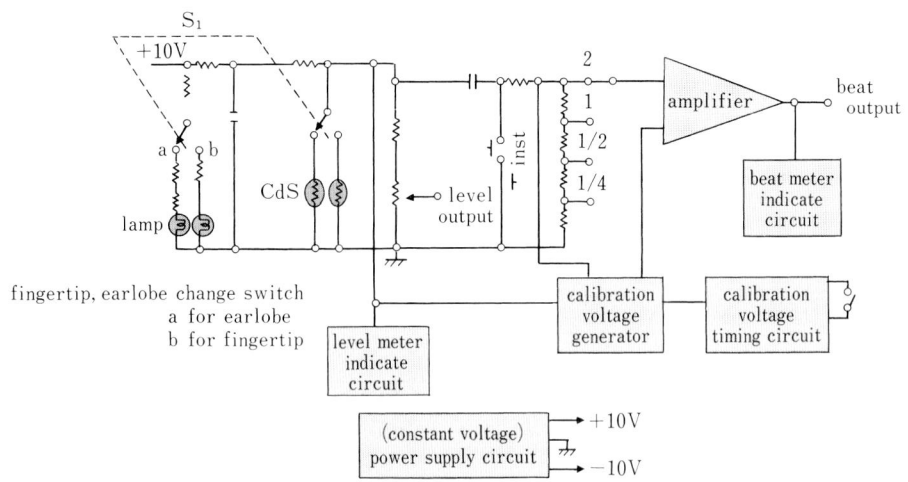

図7　Block diagram of PT-703 and transducer

2．産婦人科領域における指先容積脈波の優位性と欠点

　　指先容積脈波は，出血性ショックや妊娠中毒症の診断にも優れた特性を持つが，これを産婦人科領域で実際に使用するといろいろな欠点が現れてくる．例えば前記分娩時脈波がそうであるが，手指の安静が保ちがたい状態では正確な記録も解析も困難になる．
　　図8は一般の産婦人科手術時における患者の砕石位であるが，麻酔術者は患者の頭頂に位置する．患者の左上腕は頻繁な血圧測定に利用されるから利用できない．右上腕も固定されて正中静脈への輸液や輸血に利用されるし，時には前腕や手背部の静脈が点滴に使用されてトランスジューサの指先への設定が困難なこともある．帝王切開術は産科で最も行われる手術の1つで，腰椎麻酔や局所麻酔が使用されるが，特に局所麻酔では患者が痛みのために手指を動かすことも多く，実は手術の際に手指が最も安静を保ち難い．

3．耳介血管の特異性

　　図9 a，bは外耳の血管であるが[4]，解剖学的に耳介に分布する動脈は，前面が外耳道のすぐ前方を上行する外頸動脈，浅側頭動脈からの分枝，後面が外耳道の後方を耳介後面に向かって上走する後耳介動脈からの分枝により供給されている．

3. 耳介血管の特異性

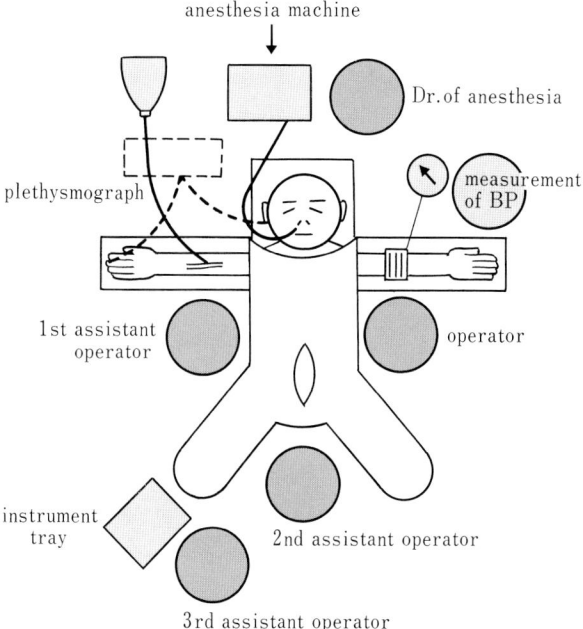

図 8　Disposition of patient in the operating room

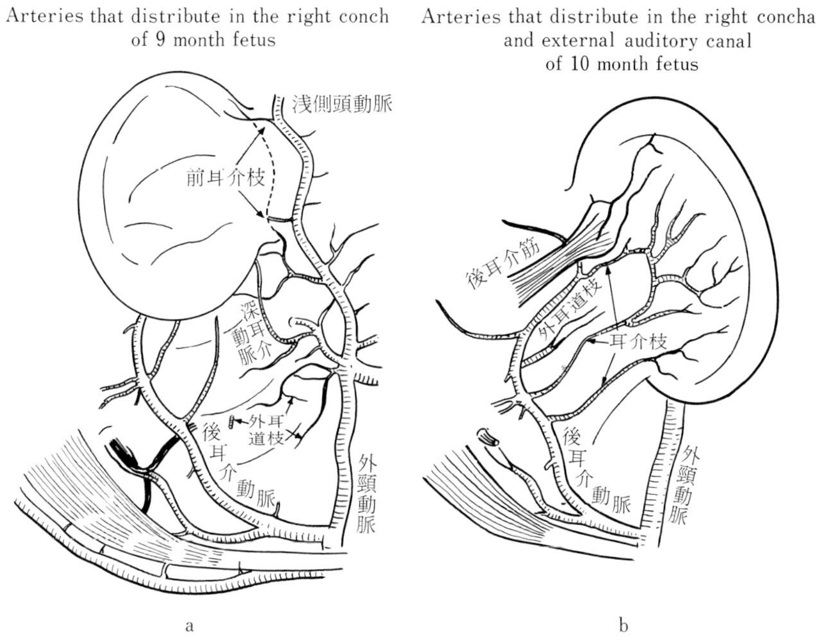

Arteries that distribute in the right conch of 9 month fetus　　Arteries that distribute in the right concha and external auditory canal of 10 month fetus

a　　b

図 9　A distribution of blood vessels in the ear concha
(Yokokawa K, 1966[4])

耳垂は指先とともに最も細小血管が豊富で，また動静脈吻合，すなわち短絡が発達している．指先は筋肉を欠き，骨と腱と皮下脂肪と皮膚であるが，骨と腱にはほとんど血流がなく，したがって容積変化は主に皮膚血管の変化を示すことになるが，耳垂も骨のないことを除けば指先と同じである．ヒトの耳介の特徴は薄い軟骨の骨組みの両側にさらに薄い皮膚が覆ってることであり，軟骨と2枚の皮膚を合わせた厚さが他の部分の厚い皮膚に比して余り変わらない．つまり耳は非常に薄く，しかも複雑な形をしている[5]．

しかし，耳垂血管の生理的反応は他の部分との血管とはかなり違っていると言われる．例えば，左右指の容積脈波の周波数や振幅はかなりの有意性を示すが[6]，耳垂容積脈波では正常でもその周波数や振幅はかなり左右差があるため，一見，高次の血管運動神経のコントロール下にあるようには思われない[7]．ふつうの血管，特に指先の血管は音とか痛みとか，その他の情動的な刺激で一過性に収縮する．これはもちろん交感神経の一過性の興奮によるものであるが，耳垂血管はこれに反して全く反応しない．しかし，寒冷の刺激には応じる．そして，恥かしいときとか興奮したとき耳が火照るのは，交感神経が抑制されたというよりも，拡張神経の興奮と考えられる．しかし，局所神経ブロックによるその部分の律動の消失は，やはり脊髄レベルでの交感神経インパルスの影響下にあるとせねばならない．

4．耳垂容積脈波の波形

1）指先容積脈波形との比較

図10は17～32歳までの健康な男子32例，女子18例，計50例の指先容積脈波と耳垂容積脈波を同時記録したうちの4例であるが，指先ではすべて正常波であるのに，耳垂ではそれぞれ硬性波，前隆波 anacrotic wave，双波（二拍波）bisferiense wave，弛緩期優位波 dominant dicrotic wave である．前隆波は潜在性心不全型の波形とされ，血管抵抗が増加したときに出やすいが，まったく健康な若年者に見られることもある．双波，弛緩期優位波は若年者高血圧に見られる．

表1は50例の波形分類で指先容積脈波では正常波41例（82%），拡張波6例（12%），前隆波3例（6%）で，定型的出現率であるのに，耳垂容積脈波では正常波は3例（6%）にすぎず，最も多いのが硬性波の26例（52%），ついで弛緩期優位波7例（14%），前隆波6例（12%），双波6例（12%）で台形波 trapezoid wave 1例（2%）と放物波 parabola wave 1例（2%）も見られる．拡張波は出現していない．

4. 耳垂容積脈波の波形

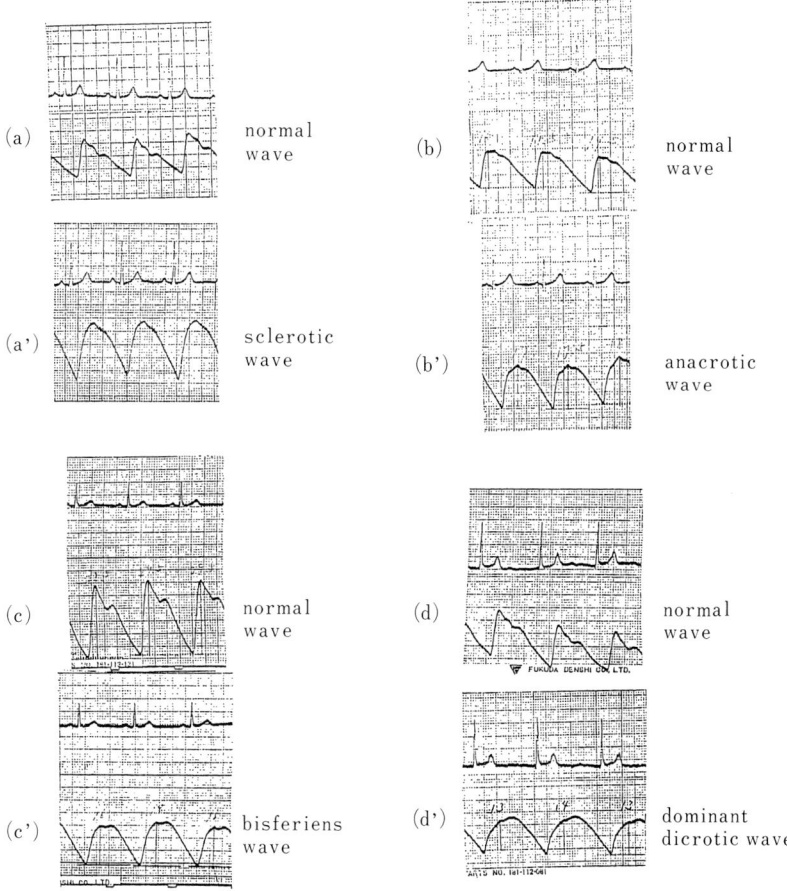

図10 Normal wave in F-PTG [upper panel(a)(b)(c)(d)] and abnormal wave in A-PTG wave [lower panel(a')(b')(c')(d')]

表1 The wave patterns on F-PTG and A-PTG in 50 cases

Wave pattern	F-PTG	A-PTG
Normal wave	41	3
Dilated wave	6	
Anacrotic wave	3	6
Sclerotic wave		26
Bisferiens wave		6
Dominant dicrotic wave		7
Trapezoid wave		1
Parabola wave		1
Total	50	50

2）波形の特異性

指先容積脈波の波形は，大動脈圧波や頚動脈圧波と非常によく似ているので，指先より中枢に近い耳垂容積脈波の波形はさらによく似てもよさそうであるが，事実はまったく違う．橋本ら(1973)[8]によれば，浅側頭動脈波形は外頚動脈波形と非常によく相似し，特に38歳前の正常者に見られるA型は頚動脈圧波の正常波と著しい相似を示す(図11)．後耳介動脈の波形についての報告はない．しかし，外耳の細小動脈が若年者においても特に早くから血管硬化，老化が進むとはまず考えられず，耳垂の異常波形は浅側頭動脈分枝血管，後耳介動脈分枝血管の細動脈壁の機能的性状を反映しているものと思われる．

Barron[9]によれば，脈波の心収縮期の波形は，①心拍出量，②動脈壁性状，③動脈からの圧洩れ，によって変わるという．①と③は同一個体では同じであるから，指先と耳垂の波形の相違はやはり局所細動脈壁の差によるとした方がよさそうである．

以上から，耳垂容積脈波の異常波が，動脈硬化や高血圧による硬性波，前隆波などとは考えにくい．常識的にも耳垂細動脈の硬化，老化，繊維化が指先よりも非常に早期に，すでに10歳代後半から高度に進んでいるとは考えられず，これはやはり耳垂血管は指先血管と違った特有の交感神経作動型の機能を反映していると見なければならない．

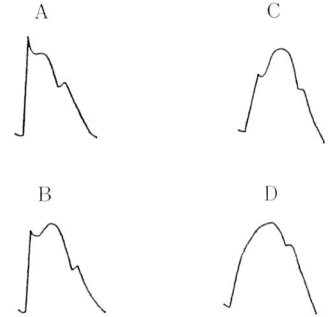

Distribution of pulse wave pattern of temporal artery

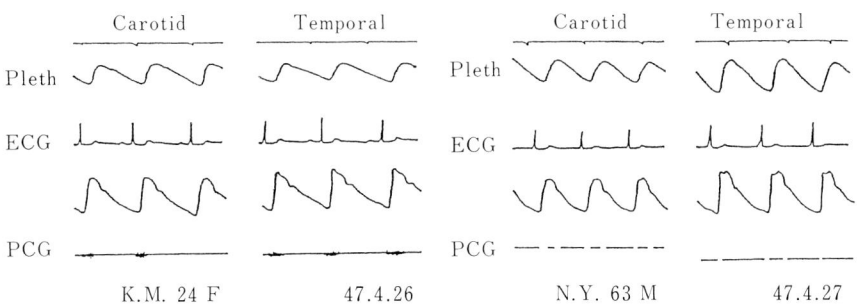

図11 Pulse wave patterns of temporal artery

表2 Average body temperature of the ear lobe and finger tip in 26 cases of female

	Ear lobe	Finger tip
Temperature	35.3 ± 0.8℃	36.3 ± 0.9℃

(p＜0.01 t -test)

3）耳垂の温度

耳鼻科において，頸部交感神経摘出，星状神経節遮断は，その支配下にある中・内耳の末梢血管収縮繊維を麻痺させて神経や組織細胞の機能を回復させることができ，またこれらの手術は外耳介血管を拡張させて耳の凍傷の予防，治療に役立つという[10]．これもやはり，耳介血管に特に交感神経が生理的にも他の皮膚より強く働いているのでないかと思わせる．

表2は27歳より37歳までの健康女子26例，気温23℃前後，安静仰臥位，昼食後2時間で耳垂，指先の体温を田辺MT‐100型の電子デジタル体温計で測定した値である．この場合，耳垂は体温計の感温部を軽く包み，指先は右母指と右示指に挟み測ってある．耳垂温度は35.3±0.8℃で指先の36.3±0.9℃より有意に低い（p＜0.01）．この成績から，耳垂細動脈は指先細動脈よりも収縮位にあるため，血流量が少なく，より低温を示すとしか考えられない．つまり，同一個体の指先では正常波や拡張波でありながら，耳垂では硬性波や前隆波を示すことになる．

5．耳垂容積脈波のパラメータ値

指先容積脈波の波高や波形については，詳しい分析が行われていろいろなパラメーター値が発表されており，それらの計測により心臓を含む循環動態の詳細を知ることができる．しかし，耳垂容積脈波の波形は血管収縮型なので，指先容積脈波正常波の基準値とはかなり異なるものもある．

表3は，各パラメータ計測値で指先容積脈波の正常基準標準値と，図10

表3 Major parameters of F‐PTG and A‐PTG in 50 cases

Parameter	Hp (mV/V)	B	FI (mmHg/sec^2)	UT (sec)	ET (sec)
Standard value	3.0～5.0	60～70	(1.54～2.26)×10^2	0.13 ± 0.01	0.32 ± 0.06
F‐PTG (actual value) Corrected value	4.6 ± 1.3	82.9 ± 25.4	(1.86 ± 0.95)×10^2	0.12 ± 0.01* 0.13 ± 0.03	0.30 ± 0.07 0.32 ± 0.07
A‐PTG (actual value) Corrected value	3.8 ± 2.1	67.8 ± 39.3	(1.67 ± 0.59)×10^2	0.23 ± 0.05** 0.26 ± 0.05	0.29 ± 0.02 0.32 ± 0.06

*   47 cases except of 3 cases of anacrotic wave
** 47 cases except of 3 cases of normal wave

の6例を含む50例における指先容積脈波と耳垂容積脈波の計測値を示してある．

1）収縮期昇脚時間 up-stroke time（UT）

脈波の立ち上がりから頂点までの時間であるが，圧の伝達による歪みのため，脈波の真の立ち上がり時点は**図12**のごとくS'とされ，これは作図により求めS'Pが真のUTである．また，UTは心拍数の影響を受けるのでBazettの式により補正し，UTcで表現する．Bazettの式は補正値＝実測値/$\sqrt{RR}$で示される．RRは心電図のRR間隔であるが，心電図の同時記録がないときは脈間隔（脈波の立ち上がり時点から次の立ち上がり時点までの時間）で代用する．そして，正常波と異常波のUTの差は大きいので，**表1**の症例のうち指先容積脈波の前隆波3例と耳垂容積脈波の正常波3例は集計から除いた．これによる耳垂容積脈波47例のUTc＝0.26±0.05secである．

2）駆出時間 ejection time（ET）

脈波の駆出時間は，心臓の器械的収縮時間で脈波の立ち上がりから駆血が終わって大動脈弁が閉じるときに生じるくぼみ，つまり切痕 incisura（C）までの時間で，指先容積脈波のETは大動脈圧波や頚動脈圧波のETとほとんど一致する．これもBazettの式で補正する．耳垂容積脈波のETc=0.32±0.06secは指先容積脈波の標準値と全く一致するからその代用として使用できる．

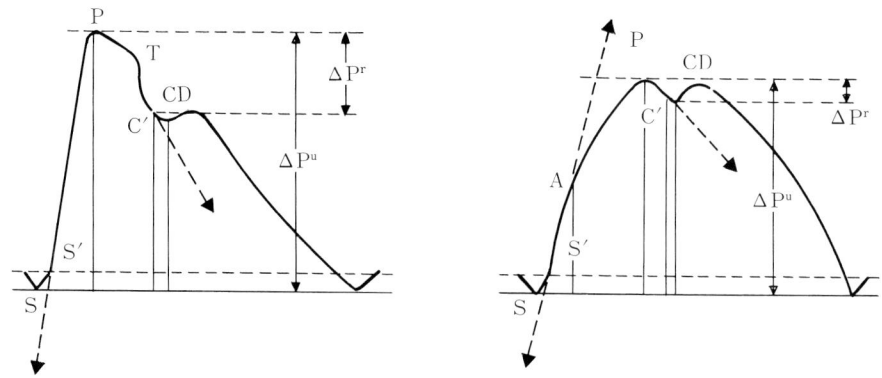

図12 Real start point and real incisura of pulse wave

The point that rapid up-stroke phase S'P of the production devides with pulse wave curves is S' in normal wave. The S'P interval is real UT. The point that production of rapid up-stroke phase SA devides with pulse wave curve is S' in abnormal wave. The S'P interval is UT. It makes rapid phase of systoric down slope the straight line, to request real incisura of the pulse wave. It makes the turning point between this straight line and pulse wave curve C'. The S'C' interval is real ET.

3) 波高 pulse height (Hp)

耳垂で3.8±2.1mV/Vで指先よりやや低値であるが，正常値である．しかし指先の実測値4.6±1.3mV/Vより有意に低く（$p<0.02$），分散も大きい．

一体に指先容積脈波を臨床的に心機能検査法として利用するとき，まず注目すべきは波高の低下(プラトー化)と波形の変化である[11]．波形の変化の診断は馴れていないと困難なことがあるが，波高の低下はすぐに分かるし，特に急性心不全やショック時における急激な波高のプラトー化(低振幅化)は例外がないから，モニターとしての役割は非常に大きい．だから，耳垂容積脈波の波高も心拍出量や心筋収縮力の減少に応じて速やかに低下するのでなければ役に立たない．

しかし，図13は68歳，男性，心房細動の1例であるが，心電図の先行RR間隔と耳垂容積脈波高の波高は高い相関をもつ($r=0.811$, $n=93$)．RR間隔でなく先行TQ間隔と波高でも同じ相関係数が得られる[12]．Starlingの法則によれば，心弛緩期が長いほど続く心拍出量は多くなる．心電図のTQ間隔は機械的心弛緩期長とほぼ一致する．だからTQの長短にこの耳垂容積脈波の波高(振幅)の変化が高度に相関することは，波高の増減が忠実に1回心拍出量の増減を反映していることになる．また，この症例の波高の極めて低いものは欠損波で指での触診はできないが，それに続く波高は大きい．これが代償波で欠損波による1回心拍出量の不足を補うものである．余聞であるが，この症例では特に心不全の自覚症はない．それは全体として代償波が分時心拍出量をよくコントロールしているからである．

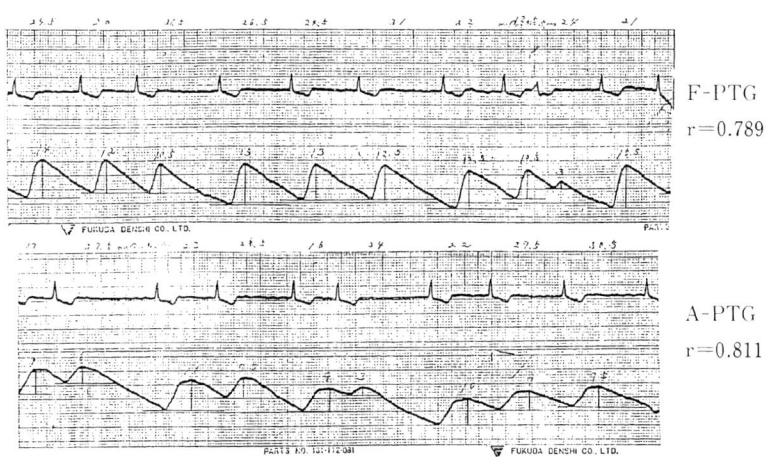

図13 Correlation of the precedent R-R interval of ECG and pulse wave height of F-PTG and A-PTG

A case of atrial fibrillation of 68 years old male.

4) 心拍効果 effect of cardiac beat action (B) [13]

　臨床的にわれわれが実際に知りたいのは，血管の容積変化でなくて血流量の変化であるが，それは不可能である．しかし，前述の不整脈の波高のように適用を選べば，波高の変化が1回心拍出量の変化を示すことがあるし，波高は数値で示せる．心拍効果は一つ一つの心拍動が，それぞれ動脈系にどれだけの圧変化，あるいは容積変化をもたらしたかをいう．そして適用を選べば，また理論はかなり難解であるが，この数値の変化を分時心拍出量 cardiac output や1回心拍出 stroke volume の変化に代用，利用することができる．これにより分娩時の血行動態の変化を波高と心拍効果の変化から説明し得る．

　心拍効果の測定は，計測された容積脈波高をHvとし，健康者の平均波高Hvs（4 mV/V），分時心拍数をnとしてB＝(Hv/Hvs)×nと計算され使用されている．正常範囲は60〜70で，耳垂容積脈波の67.8±39.3は正常値である．指先容積脈波のB＝82.9±25.4であるが，通常値の最大は113，最小は45であるから正常でないとは言えない．したがって，耳垂容積脈波から得られた心拍効果を臨床に利用うるときは，同時記録の指先容積脈波から得られた心拍効果より若干低値に出やすいことを念頭におきさえすれば何の不都合もない．

　また，例えば出血性ショック時などでは，ほとんど波高ゼロの完全平坦波が高率に出現するから，心拍効果もゼロに近くなる．これは心拍出量や心筋収縮力が著しく低下して，血流が著明な拍動流の形態を失って定常流に近づき，心からの血液がだらだらと流れている状態を示している．だから必ずしも血流がゼロになったことではないが，危険な状態にあることに変わりない．

5) 心力係数 force index of the heart (FI) [14]

　これは左室等容縮期の昇圧加速度係数で心収縮力の良い指標となる．FI＝$Pd/(t^i)^2$で表現される．Pdは大動脈弛緩期圧（最低血圧），t^iは等容縮期時間で単位は$mmHg/sec^2$である．妊娠末期には妊娠7，8ヵ月より心拍出量が却って減少するが，これは分娩時の心仕事量を減らすための適応と説明される[15]．FIも末期に同様に低下するが，これもやはり適応である[16]．しかし，分娩陣痛時の血圧測定は困難であるから，今回はこの係数を使用しなかった．

6．耳垂容積脈波の欠点と微分脈波の採用

　耳垂容積脈波による心不全やショック時の波高や波形の変化についての報告はないが，1回心拍出量の増減に相関して波高が増減することは，わ

6. 耳垂容積脈波の欠点と微分脈波の採用

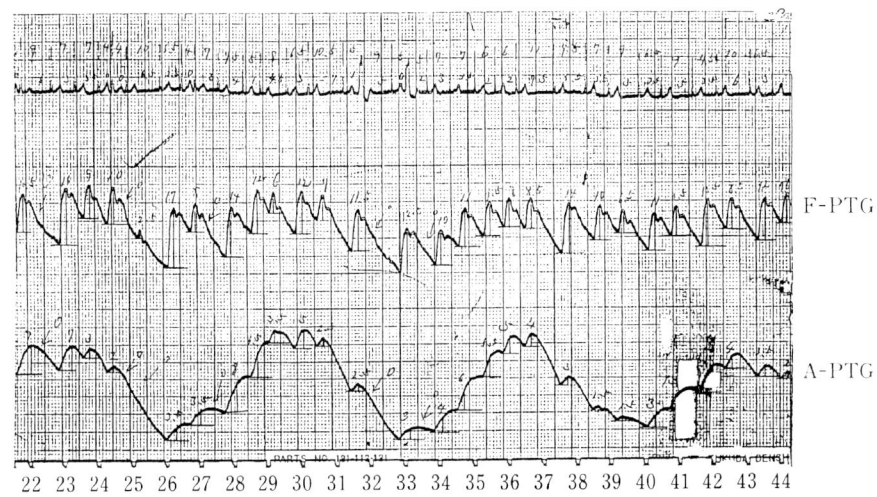

図14　Effect of breathing on F-PTG and A-PTG
A case of atrial fibrillation of 45 years old male.

れわれが確かめた[12]．しかし，耳垂容積脈波の欠点は，その記録の基線が呼吸により大きく上下に動揺することである．僅かの頻脈や不整脈があれば，記録針はすぐに上下に振り切ってしまうし，この振り切った記録針は手で中央に戻さぬかぎりそのままの位置にとどまるから，連続的に記録するには誠に不便である．例えば，**図14**は45歳，男性，心房細動の1例で，紙送り速度は10mm/sec，指先容積脈波の基線もかなり動揺しているが，耳垂容積脈波では比較にならぬ大きな呼吸による基線の動揺が1呼吸ごとに6～7個の割合で出現している．

しかし，次の**図15**は同じ患者の上段図は上より心電図，指先容積脈波，指先容積脈波の1次微分波（速度脈波＝時定数0.2sec）で紙送り速度10mm/sec，下段図は紙送り速度25mm/secであるが微分脈波の基線は一定しているので波高の変化を非常に見やすい．同じように耳垂微分容積脈波を採用すれば基線を安定に保てるだろう．微分回路の設定は非常に簡単で，かつ時定数を短くするほど微分特性は良くなるが実用上の限界がある．

問題は，微分脈波高が心拍出量の減少による末梢血流量の変化を忠実に反映するかどうかであるが，しかし図14の例では心電図のRR間隔と微分脈波高は高い相関があり（$r=0.705$，$n=100$，$p<0.01$），また高木（1966）[17]によれば，光電式容積脈波の微分曲線の振幅はその部の血流量と0.8～0.9の相関があるという．

われわれは技術的な問題で耳垂容積脈波の微分波を使用できなかったが，追試者はぜひ利用すべきである．

-19-

§2 耳垂容積脈波

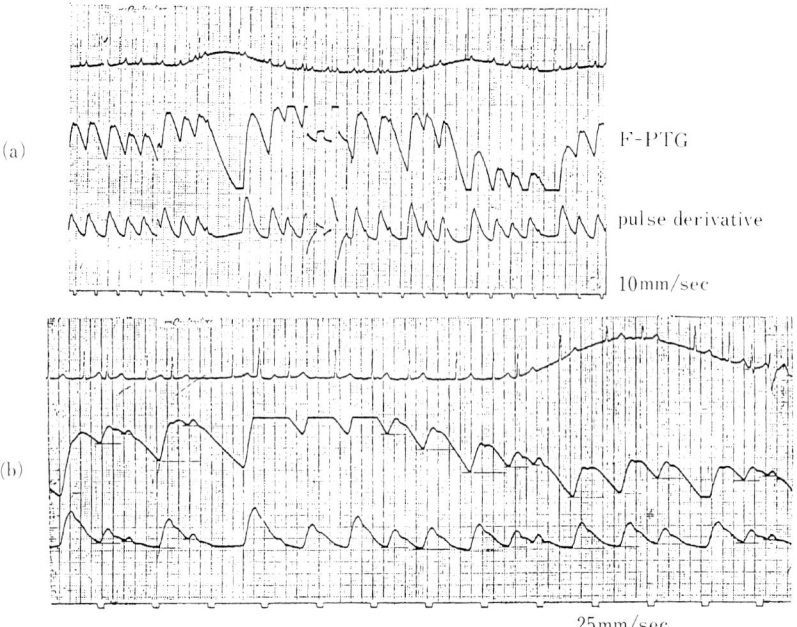

図15 Stability of base line in pulse derivative

§ 3 分娩第1期の耳垂容積脈波

1. 症例呈示

　　図16は自験の症例2，25歳，2経産で，第1段は分娩第1期の間欠時で破水43分前の記録である．波高＝2.62mV/V（以下単位略），心拍数＝75，心拍効果＝44.6で正常値をやや下回る．第2，3段は陣痛時で破水37分前の記録である．波高＝3.37，心拍数＝90，心拍効果＝75.8で正常値を上回る．心電図のnoiseを生じている．この症例の記録は，分娩第1期において間欠時よりも陣痛時に心拍出量が増す傾向を示している．

2. 伊藤，前田の症例

　　伊藤，前田(1977)[18]は，分娩第1期，28患者の耳垂容積脈波の良好な記録からの53収縮について検討し，23例では陣痛時に50％以上波高が増大し，そのうち13例では100％以上にもなり，差のないものは4例で，有意に低下したものが1例であったという．また，53例中11例では側臥位であったが，仰臥位に比し変化を認めないという．

　　彼らは結論として，耳垂容積脈波の波高は心血流量の増加に時期的にも十分反応しているが，波高が2倍以上に増加するものがあるのは，心臓より駆出される血液の増加よりも，これによって引き起こされる末梢耳垂血管の拡張による変化が，さらに大きな比重を占めるからであろう．このことは，母体循環に大きな変化を及ぼしていると考えられる双胎の場合にも，また側臥位でも仰臥位と同様の脈波変動が現れることにより推察できる．つまり，耳垂容積脈波は子宮収縮による心拍出量の増加を十分に反映していると言えるが，あまりにも個体差がある末梢血管変動の影響を受ける割合が大きく，脈波より心血流量の変化自体を推測するのは困難と思われる．しかし，同一個体の血流変化の探査は可能だろう，としている．図17a，bは，彼らによる陣痛時に波高増大を示した1例である．

§3 分娩第1期の耳垂容積脈波

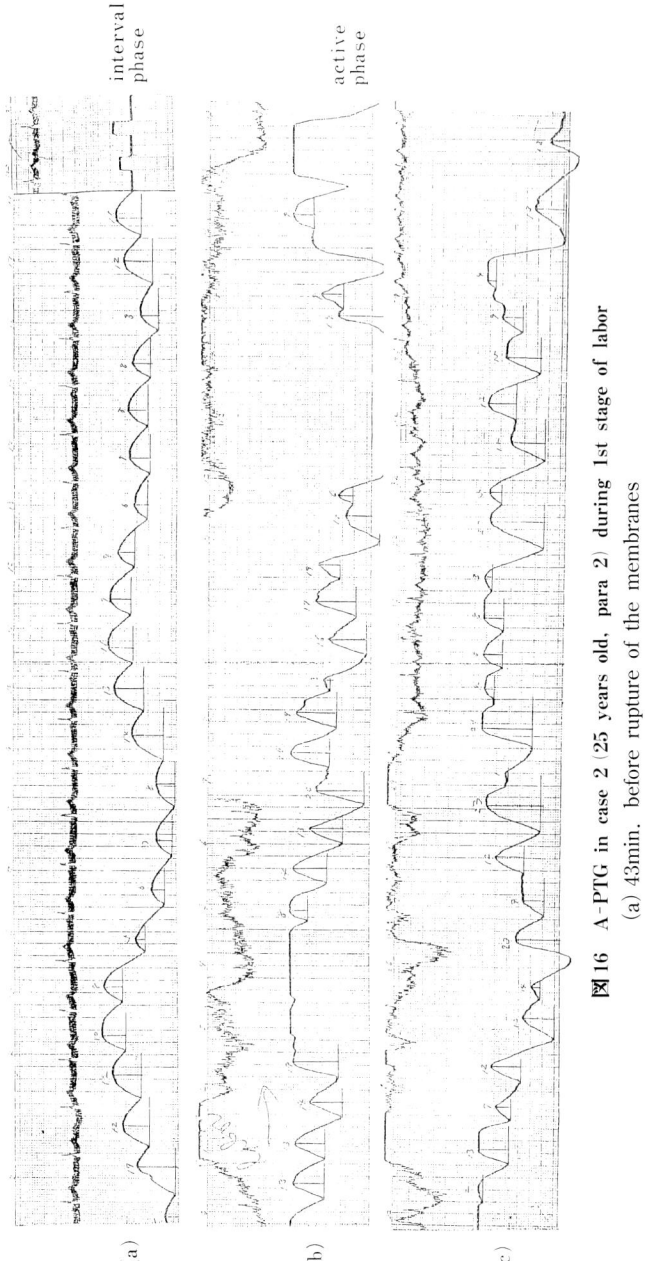

図16 A-PTG in case 2 (25 years old, para 2) during 1st stage of labor
(a) 43min. before rupture of the membranes
(b), (c) 37min. before rupture of the membranes

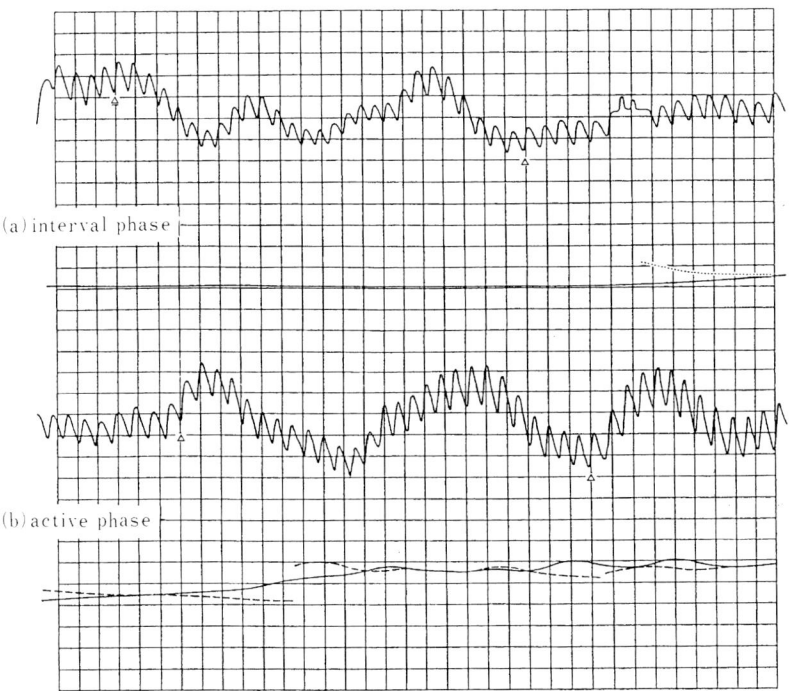

図 17　A-PTG in one case during 1st stage of labor
An increase of pulse height in active phase is clearly observed.

(Ito T and Maeda K, 1977[18])

§ 4 分娩第1期の母体心血行動態

1. 諸家の報告の gaps

表4は，Ueland and Hansen[19]の収録した分娩第1期における子宮収縮時の母体心血行動態に関する4報告である．この表で気づくことは，簡単に循環動態を説明できると思われる第1期でも，諸家の成績にかなり差があることである．一致しているのは血圧の上昇だけで，間違うはずのない心拍数の変化ですら，増加するものと減少するものに分かれている．Upshow[20]の心電図による検査では，早期陣痛時には分時心拍数は95であるという．

2. 子宮収縮 (uterine contraction) の影響

分娩第1期の母体循環動態は子宮収縮に大きく影響を受ける．子宮収縮は陣痛の基礎条件であり，急激で大きく一定な心拍出量における増加は子宮収縮によって生じる．これは原理的には簡単で，血液の源泉は子宮であり，子宮が収縮する際，鈴木(1978)[21]によれば子宮胎盤血約300mlが母体循環内に急速に駆出されるため，右房圧の上昇と心拍出量の増加が起こる．間欠時に入って子宮が十分に弛緩して子宮血液量が回復すれば，心拍出量は再び低下する．

以上は定説であるが，Hendricks and Quilligan[22]は，これについて具体的に次の証拠を挙げている．

①強い陣痛の患者になされた帝王切開術において，子宮が収縮しているときは蒼白な外観，色彩はほとんど白っぽいピンクに見られる．それなのに弛緩した間欠時にはびまん性の紫色に変わる．つまり外見から血液が駆出された"blanched contracted" uterusと，再び静脈血を含有した"suffused purlich" uterusを見分けることは困難でない．

②子宮内圧は陣痛時に上腕動脈圧をさえ越えるほどに上昇することがある．したがって，子宮動脈からの血液は子宮内圧が十分に下がらない間は子宮に入ることができない．

③中等度の子宮収縮においてさえ動静脈 O_2 較差は著明に上昇するが，こ

表4 Hemodynamics of a uterine

Investigators	Maternal posture	Analgesia	Anesthesia
Hendricks (1958)	Not given	Demerol - chlorpromazin	None
Adams and Alexander (1958)	Not given	Seconal 180mg Demerol 100mg Scopolamine 0.4mg	None
Winner and Romney (1966)	Not given	Demerol 75〜100mg Scopolamine 0.4mg	None
Ueland and Hansen (1968)	Supine* Side*	None None	None

*Same patients studied at both positions.

の増加は母体子宮循環からO_2の減少した血液が急に加わるためである．
④中等度の子宮収縮の間でさえも右房圧は急上昇する．

3．諸家の報告の検討

また，Wright and Morrisら[23]は，組織clearance法により後期第1期20例について陣痛時に子宮血流量は減少し，胎児仮死の3例はいずれも子宮血流量の大減少を来したものであるという．Harbertら[24]の猿の実験でも，子宮収縮とともに下腹動脈血は一様に減少し，大動脈血圧は増加したという．Greiss[25]は，電磁流量計を雌羊の上行大動脈と子宮動脈にセットし，子宮収縮と娩出陣痛expulsive effortは子宮血流量を減少させるが，その減少度は子宮収縮の強さに逆相関し，娩出陣痛により二重に倍化される．また，子宮血流量回復は子宮弛緩期の間隔に依存すること，そしてある特定間隔の平均血流は子宮収縮の強度と頻度，および子宮筋弛緩の間隔により決定されるとした．とすれば，これは正しく子宮筋におけるStarlingの法則を思わせる．Brotanekら[26]もthermotorにより子宮収縮と子宮血流のパターンを詳しく観察し，確立された陣痛では子宮収縮と子宮血流の間に明白な相関が見られる．子宮内圧が30mmHgに達すると，子宮血流は低下して収縮のピークで最低になる．オキシトシンによる過強陣痛では，収縮の終わりにおいても子宮血流の回復は不十分で，子宮収縮が頻発すれば子宮血流は減少し続けて弛緩期でさえ減少したままであり，胎児は危険になるという．また，子宮収縮の間，大腿動脈圧と大腿静脈圧の低下が見られるという．
以上により表4を見直すと，分娩第1期の陣痛時の血行動態は極めて簡

contraction (first stage of labor)

Effect of contraction change						
Cardiac output	Heart rate	Stroke volume	Blood pressure (mmHg) Systolic	Diastolic	Pulse pressure (mmHg)
+30.9	-12	+17	+10	+ 5	Significant increase
+19.7	+14	- 6	+ 9.5	+ 7.9	+12.5
+ 1.4	+6 to 29beats per minute	Probably minus	+30.2	+16.4	+13.5
+24.8	+24.8	+33.1	+18.4	+13.5	+26.4
+ 7.6	+ 7.6	+ 7.7	+ 9.8	+11.9	+ 6.4

(Ueland and Hansen, 1969)

単で，母体心拍出量の大幅増加と血圧の上昇，子宮血流量の減少という同じ結論になるはずである．しかし，Winner and Romney (1966)[1]によれば，分娩第1期での子宮収縮による心拍出量の増しは－20.1～＋24.4％で

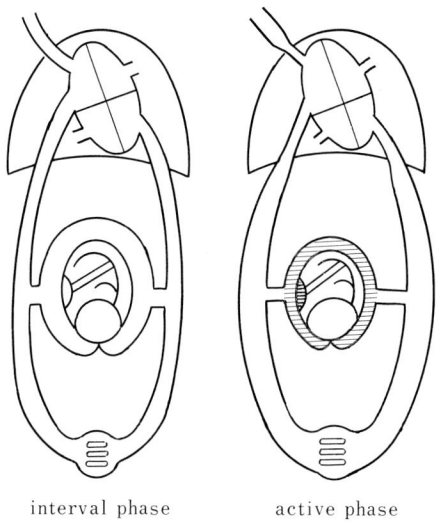

interval phase　　active phase

図 18 Schematic expression of maternal circulation during the 1st stage of labor
Blood flow of uterine muscles in interval phase is increasing like that at the late stage of pregnancy. The plenty blood in uterine circulation is pushed out to maternal body circulation with the labor pains, therefore return flow to right atrium is increased which results in increase of cardiac output. The arterial inflow into uterine circulation is gradually decreased but the active phase of labor is short and the contraction of uterine muscles is not so strong that a decrease of placental circulation is not great during the 1st stage of labor.

§4 分娩第1期の母体心血行動態

平均＋1.4％にすぎず，心電図のnoiseのために心拍数の正確な計測は困難であるが，1回心拍出量 stroke volumeは恐らくはマイナスの増加であろうという．Ueland and Hansen[27]は，Winner and Romneyの成績を被検者の少数と鎮痛剤の種類によるものかも知れないと評している．しかし，これはそうでなく，後述のごとく同じ第1期といっても間欠期か，その早期の軽い陣痛時に計測したか，あるいは努責が伴った後期に計測したかの違いによると思われる．

　以上の諸家の報告，説明および脈波所見から考えれば，分娩第1期における母子循環動態について図18のごとき模式図が得られる．

§5 分娩第2期の耳垂容積脈波

これから胎児娩出に到る期間が最も誤解されているが、最も重大な概念になる．

1．症例呈示

図19は症例3，26歳，1経産で分娩第2期、既に子宮口全開で破水していた．同時記録の心電図は標準肢誘導Ⅱである．第1段は分娩9分前，陣痛直後の間欠時のもので波形は三角波に近いが切痕が明らかな硬性波形のものもある．もちろん，それらの波形がそのまま高血圧，動脈硬化を示すものではない．波高＝3.3，心拍数＝84，心拍効果＝63.8でいずれも正常値である．第2段はその1分後でほぼ同じ状態である．

次の第3段から図20の第2段前半までは，陣痛発作時から間欠時までの連続記録であるが排臨状態である．努責とともに波高が急激に低下して，このときは平均0.54にすぎない．ほぼ波高ゼロの完全平坦波に近く，そのため心拍数＝107の頻脈であるが心拍効果＝14.5にすぎない．この状態はほぼ1分間続いているが，その間の患者の戦慄陣痛による全身のmuscular activityのため心電図記録は著しく阻害されて全然記録されていないから心拍数の計測は脈波によらねばならない．続く図20の第2段の中央に3個の波形が出現して心電図も記録され始めているが，これは努責が終わって間欠時になった時期でもある．第3段，第4段はその続きで脈波も心電図もかなり回復している．つまり心肺機能も回復しているのが分かる．

ここで産婦の排臨状態を詳しく検討してみると，陣痛時の波高の急激な低下は一見，まるで重症ショックの所見である．と言うのは脈波学的にこの急激な波高の低下は，何よりもまず心拍出量，心筋収縮力と血圧の激減を意味するからである[11]．そして，これは産婦が呼吸を止めて腹圧を加えたために生じたValsalva maneuverのためである．図20の第2段は記録針が上部，下部に振りきれて見づらいが，中央に見られる3個の波形は発作時から間欠時に戻りかけたもので，波高はまだやや低い．第2段の後半から第3段にかけても間欠時の始まりで，まだ波形は小さく波高も低い．しかし，第4段はその1分後で波高＝4.3，心拍数＝72，心拍効果＝72と正常値に回復している．

§5 分娩第2期の耳垂容積脈波

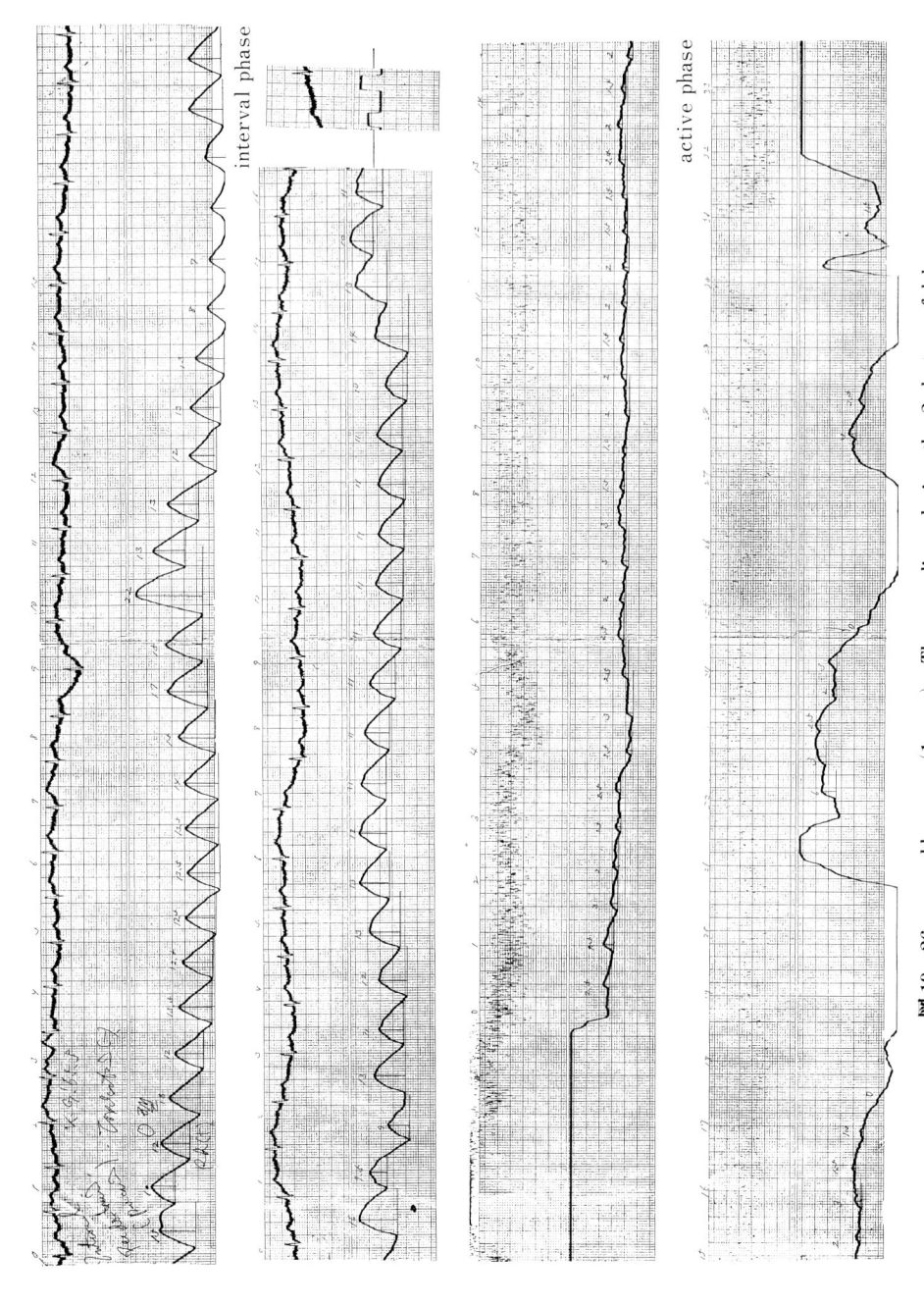

図19 26 years old wamen (1 para). The recordings during the 2nd stage of labor
The 1st and 2nd panels are interval phase. The 3rd panel is the condition with active phase of labor, in this stage pulse pattern is a complete flattened wave. The ventricular curve of ECG is disappeared with noise. The bottom is a continuous recording from the 3rd panel.

1. 症例呈示

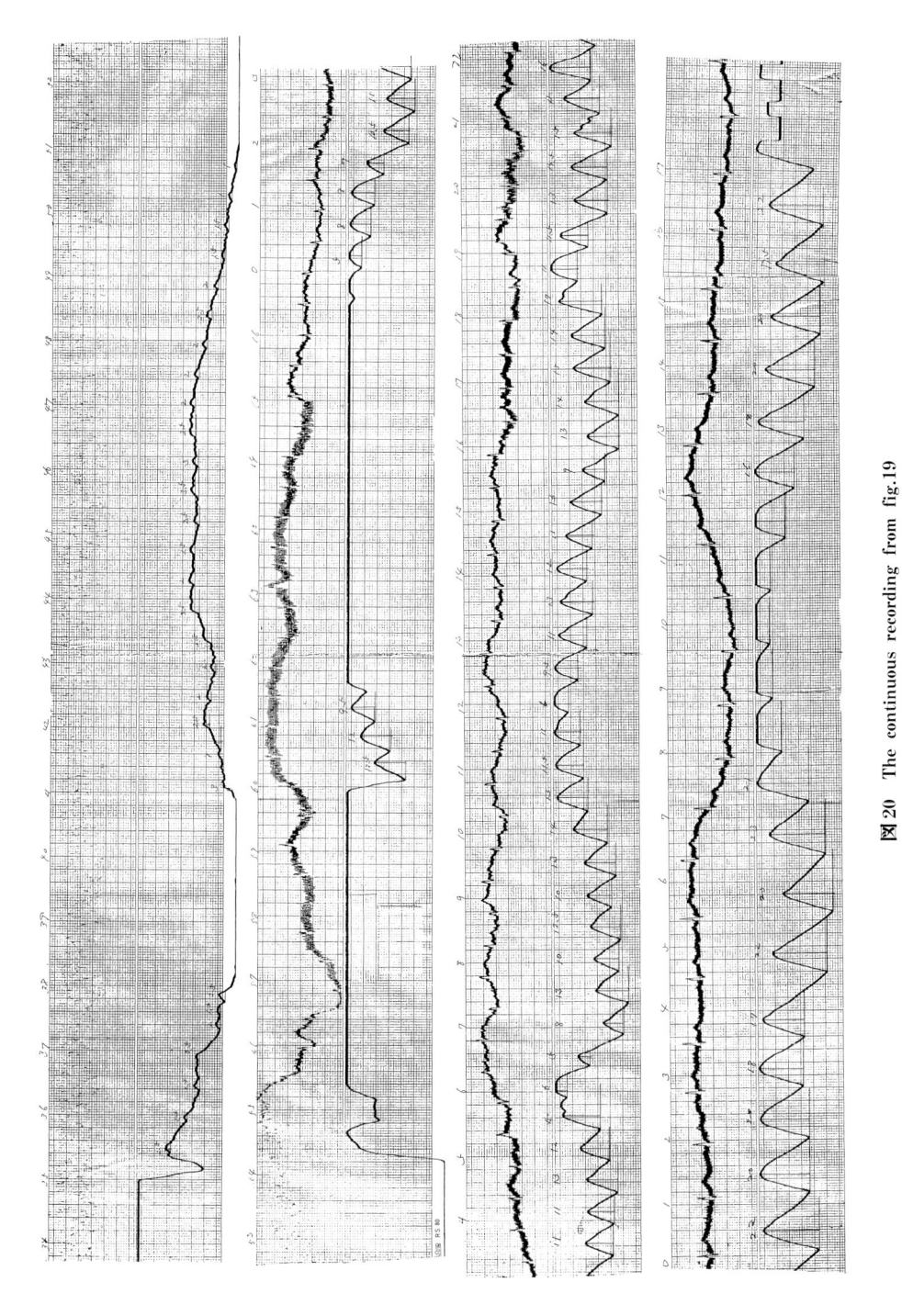

図 20 The continuous recording from fig.19

Three pulse waves are seen on the middle of the 2nd panel. These are recorded continuously from active phase to interval phase. The ECG recording became stably again. The 4th panel is a record of 1 minutes later from the end of the 3rd panel.

2．児娩出時の記録と解説

次の図21の第1段はその4分後で，最後の間欠時から共圧陣痛，発露を経て児分娩までの連続記録である．

この第1段では，脈波が前半中間の間欠時の終わりから後半の発作時に移行するのがよく分かる．助産師が産婦に「大きく息を吸って吐いて，もう一度大きく吸って吐いて」，そして3度目に「大きく吸って，ハイ，そのまま息を止めて，頑張って，頑張って」と気合いをかけると，波高はみるみる急低下して完全平坦波に移行する．このとき，産婦の体動のため心電図記録は阻害されて心室群は消失する．これは発露における共圧陣痛時の典型的な脈波所見であるが，波高＝0.55と著しく低下したので心拍数＝114の頻脈であるが，心拍効果＝14.2と極端に低下したままの状態で児分娩まで続いていく．そして図22の第3段，中央，下向きの矢印が児頭から躯幹娩出時である．児が娩出されると数秒で波高は高さを増し，同時に心電図も回復する．

①しかし，ここに疑問点もある．この努責が100秒間も続くとは考えられない．そして，ほんの短い一呼吸はしていると思われるのに，呼気に続くover shootは脈波に見られない．これはほんの一瞬間の呼吸が行われても，それとは桁違いに強大なValsalva maneuverが既に始まっているため，目立つほどの変化を記録に残さないのだろう．Upshow[20]の心電図による所見でも「発露時の第4相に相当する徐脈は認めない」と報告している．

②われわれの他の5例においても発露の努責中に短い呼吸が入ることはあったが，一般的に波高の極端なプラトー化(低振幅化)，心電図のnoiseの状態のままで児が娩出されている．

③いずれにしても耳垂容積脈波の所見から見るかぎり，分娩第2期の陣痛発作時には心拍出量，血圧の急激，かつ著明な減少が発生しているとしか考えられない．また，プラトー化した波形を詳細に検討すると，切痕が明瞭になって低下している．これは発露時には血管が拡張位にあることを意味する．

④この共圧陣痛時における母体の心血行動態を正確，精細に観察できる検査法はほかにない．カフ圧による日常の血圧計では上腕血圧を測れない．これは実際に測ればすぐに分かるが，産婦が暴れるので絶対にできない．しかし，脈圧の大体の変化なら脈拍触診により知り得る．脈を触れると，産婦が努責（いきみ，腹圧）を始めるとともに脈の盛り上がりが分かる．Valsalva maneuverの第1相である．そして，努責の持続とともにかなり急激に脈拍は微弱，かつ頻脈になる．Valsalva maneuverの第2相である．特に初産婦の激しい共圧陣痛時には，脈をしばしばほとんど触れなくなる．陣

2．児娩出時の記録と解説

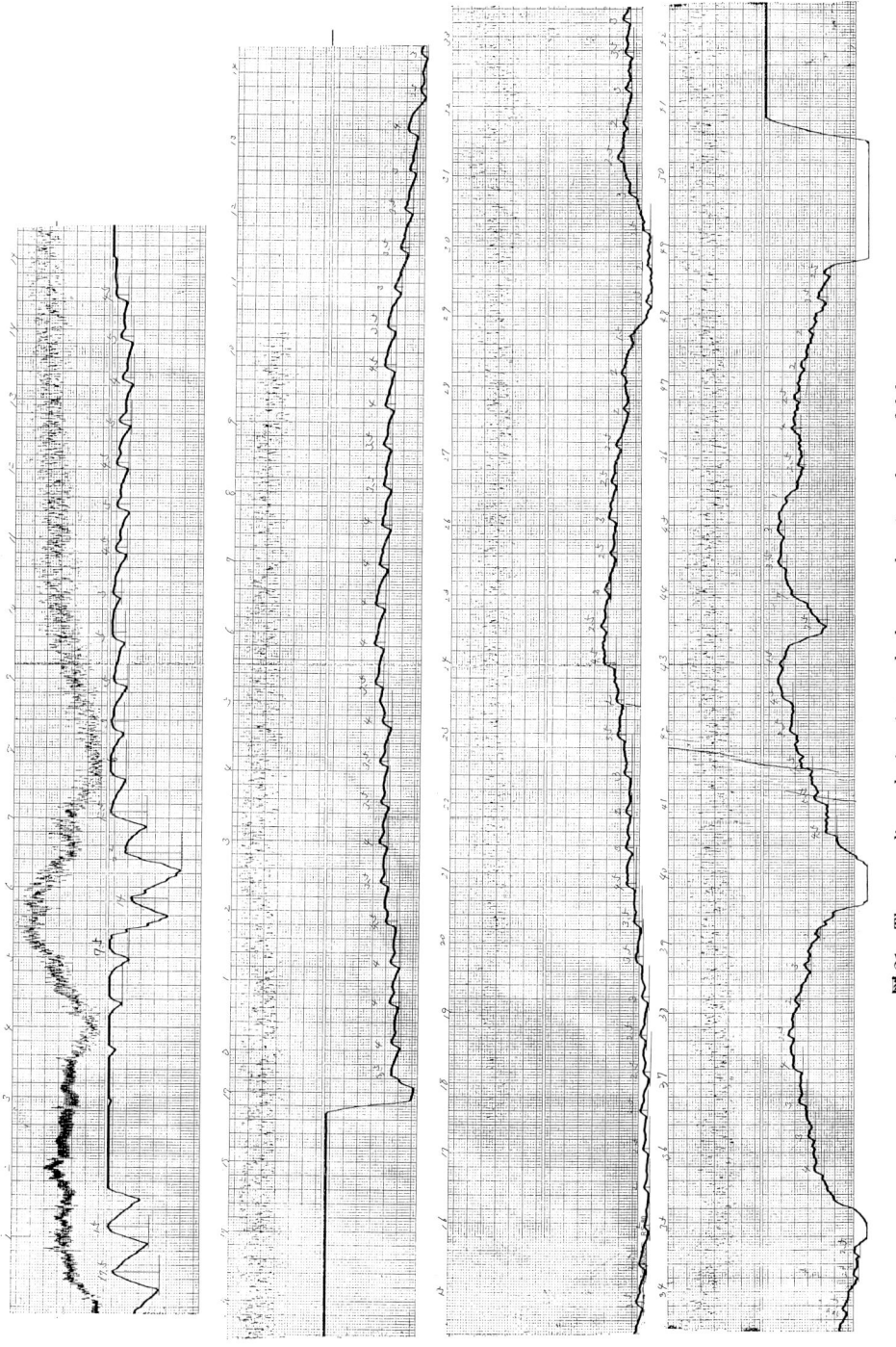

図 21 The recordings during interval phase and active phase of labor

The 1st panel shows the change from interval phase to active of labor. This change is shown clearly as a sharp decline of pulse height and an appearance of noise of ECG recordings. In this stage the crowing of fetal head accompanies with bearing down efforts unconsciously.

§5 分娩第2期の耳垂容積脈波

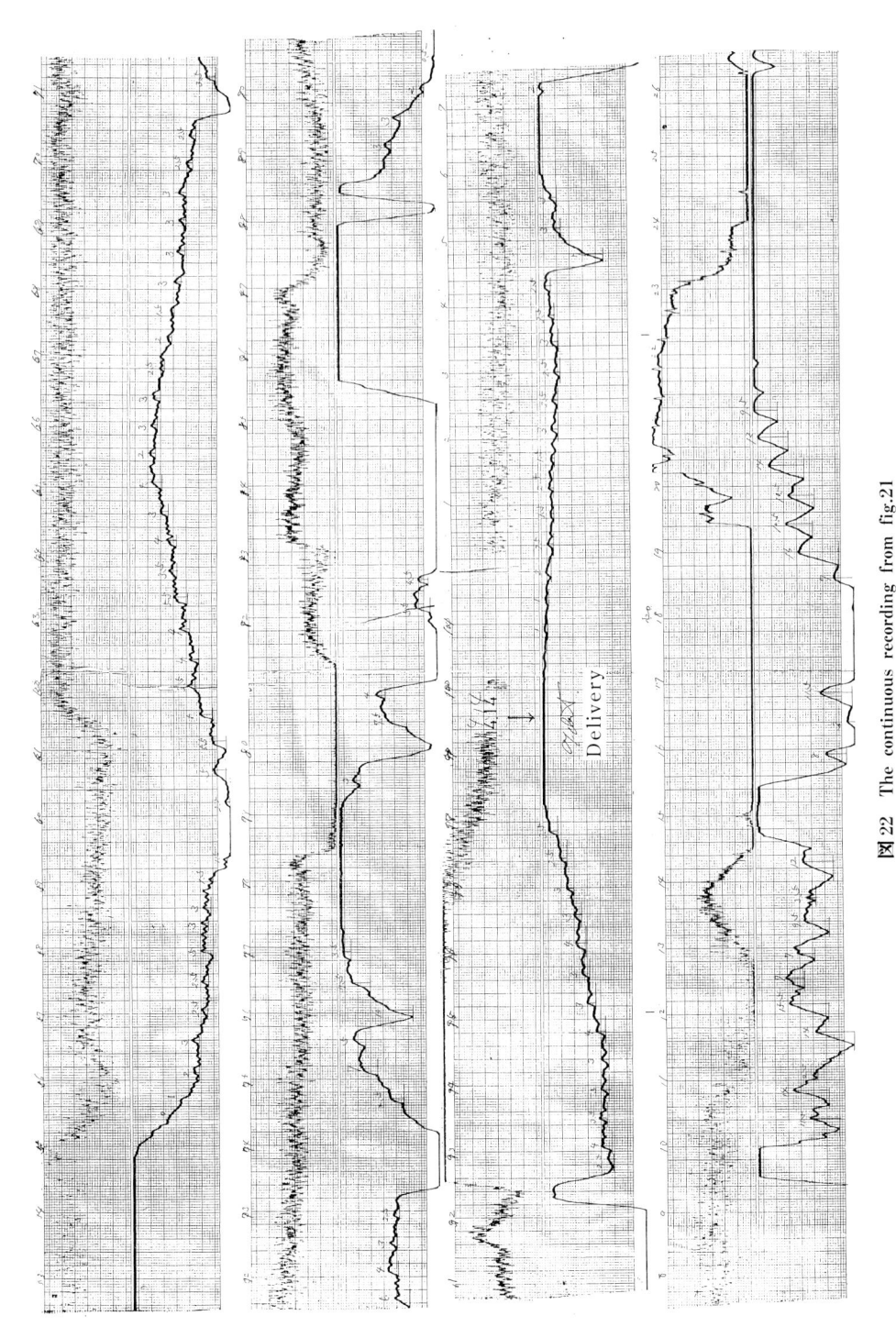

図22 The continuous recording from fig.21

The arrow point on the middle of the 3rd panel is a time of delivery of baby, the pulse height and ECG recordings are recovered at several seconds afterthat.

痛が落ち着き産婦が呼吸を再開するとともに大きな脈の盛り上がり，すなわち Valsalva maneuver の第4相の over shoot をはっきりと感じる．これは誠に印象的で感動的ですらある．

⑤またオキシトシン点滴の際，あまりに強い努責が加わると点滴液がストップしたり，血液がビニール管を逆流してくることがある．これは中心静脈圧，すなわち右房圧の著しい上昇を反映している．

⑥元来，容積脈波の心拍効果Bは1分間の数値で表現される．だから分娩時の基準点を何処に決めるかが問題になるが，われわれは児頭娩出時を中央時点として，この前後30秒ずつ合計60秒間を計算した．だからこの場合の波高＝1.08であるが，これは児分娩前の低値と娩出後の高値の両方を含んでいる．だから発露時の波高＝0.55からのB値よりは高くなる．しかし一応，今後はこの数値を児娩出児の基準値として採用，検討する．心拍数＝132であるから心拍効果＝32.4となる．

⑦激しい陣痛時の産婦の脈拍を触診すれば非常に微弱なことは誰でも簡単に分かるが，これは実は血圧低下を示す最も重要な所見である．危篤時患者の微弱な脈拍触診は誰でも知っている．しかし，われわれはかなり精査したが，これに関する文献は見当たらなかった．

この事実は極めて示唆に富み，かつ教訓的である．そして，その原因はただ1つのようである．と言うのは，これまで行われた無数の分娩に立ち会った無数の医師，助産師，看護師にいたる誰一人として陣痛時産婦の脈拍を触れなかったとは考えられないからだ．実際には経験した者も多く，彼らの頭にはさぞかし混乱と疑惑が渦巻いたであろう．しかし，彼らは「見たもの，聞いたもの，触れたものは事実そのまま客観的，正確に記述する」という科学的大原則，常用手段をとらず，無理に意識下に押しつぶしてしまった．もし誰かが理論はともかく，この事実だけでも頑強に主張していれば分娩の歴史は変わっていただろう．しかし不幸にも彼らの上には既に巨大な先入観の暗黒がのしかかっていた．「成書には陣痛時に心拍出量も血圧も増加するとはっきり書かれているではないか」．

§6 分娩第2期の母体循環動態

1. 諸家の報告のgaps

表5は，Niswonger and Langmade[28]による分娩各期における心拍出量についての6報告である．動物実験でもGreiss[25]が妊娠羊で，Harbertら[24]が妊娠猿での成績を発表している．

多くの学者は第1期と同様に第2期においても心拍出量は増すとしている．しかし，Winner and Romney (1966)[1]は減少するとしており，両見解は正反対である．

分娩第2期においても陣痛時に子宮から母体循環への大量血液流入と子宮筋の乏血は明らかである．また，痛みや不安感[22)27]，鎮痛剤や麻酔，体位変換もやはり影響するという[27]．

しかし，分娩第2期の娩出陣痛時以後において，特に発露の共圧陣痛時においては努責に伴うValsalva maneuverが子宮収縮以上に母体の循環動態に影響すると思われるので，これについて詳述したい．

2. Valsalva maneuver

1) これは何か

これは慢性肺疾患や心不全の診断によく使用される簡単ながら確実なテストの1つである．そのメカニズムもよく説明されているが，特にその呼吸による胸腔内静脈血流の知識は産科医師にとって非常に重要である．

2) 呼吸と静脈還流

吸期に心への静脈還流量が増すことはよく知られている．大静脈を虚脱管と考える限り，吸期に生じる胸腔内圧の強い陰性化は，大静脈管径を増して血流抵抗を減少させる．もし胸腔内圧が腹腔内圧に近づくか上昇すれば下大静脈の血流は減少するか停止する．つまり胸腔内圧が静脈還流に大きな影響をもっている[29]．

§6 分娩第2期の母体循環動態

表5 Hemodynamic changes during labor

Investigators	Method	Analgesic	Anesthesia	No. of case	Pre or early
1. Hendricks and Quilligan (1966)	Pulse pressure	Mild to moderate	Some form of conduction analgesia	74	3.9
2. Adams and Alexander (1958)	Dye dilution (Evan's blue)	Seconal Demerol Scopolamine	Not reported	19	No cumulative effect in labor
3. Winner and Romney (1966)	Dye dilution indocyanine	Demerol Scopolamine	$N_2O \cdot O_2$ pudendal	5	
4. Ueland, Sills and Hansen (1968〜1969)	Dye dilution indocyanine	Demerol	Caudal Spinal	12 vag. 13 Cs	5.19
5. Zimmerman (1950)	Intracardiac catheterization	Spinal			
6. Niswonger and Langmade (1970)	Dye dilution indocyanine	Demerol Phenergan	Conduction (spinal 8) (epidural 1)	11 vag. 9 Cs	

 Many investigators reported maternal cardiac output was increased during labor and even at the stage of delivery of baby. But Winner and Romney (1966) pointed that at the stage of bearing down pains maternal cardiac output was decreased by the essential strong Valsalva maneuver in this stage.

3) Freidberg C. K とその他の説明

Friedberg C. K[30] によれば，テストとしての Valsalva maneuver は「いきみ」により胸腔内圧を高め，その後この内圧を解除する．「いきみ」により血圧が下がり，「いきみ」を解除すれば血圧が over shoot して徐脈になる．やり方としては水銀血圧計あるいはアネロイド血圧計にマウスピースを接続する．息を深く吸い，鼻を閉じてマウスピースから息が洩れないようにして「いきみ」を行う．このとき，胸腔内圧をおよそ40mmHgに10〜15秒間維持する．正常人では図23のごとく特徴ある4相の反応が起こる．

第 1 相

Strain（緊張）の開始とともに収縮期圧，拡張期圧が急に小さく上昇する．心拍数は僅かに遅くなる．横隔膜の位置や腹筋の働きにより胸腔内圧は上昇するが，これは常に等しい腹圧上昇を伴い，かつ動脈圧も上昇する．

第 2 相

Strain が保たれるにつれて平均動脈圧や脈圧は著しく低下して頻脈になる．胸腔内圧は大静脈圧を越えるから，胸腔外，および腹部からの静脈還流は停止する．つまり damming back が起こる．これは心拍出量を減少させ，心拍数の増加はあまり著しくないから血圧の低下となる．

2. Valsalva maneuver

and delivery by various investigators

Labor			Vaginal delivery				Cesarean section(C/s)			
Late	Increase	%	Late labor	Post-delivery	Increase	%	Preane-sthesia	Delivery	Increase	%
4.32	1.13	35								
			7.1	8.4	1.3	18				
	No change				No change					
5.19	1.24	23.9	6.43	8.26	1.83	28.5	5.40	8.41	3.01	55.7
					(1 pt.) 2.75				(5 pt.) 2.43	
			6.10	7.33	1.23	20.2	6.29	8.81	2.52	41

(Niswonger and Langmade, 1970[28])

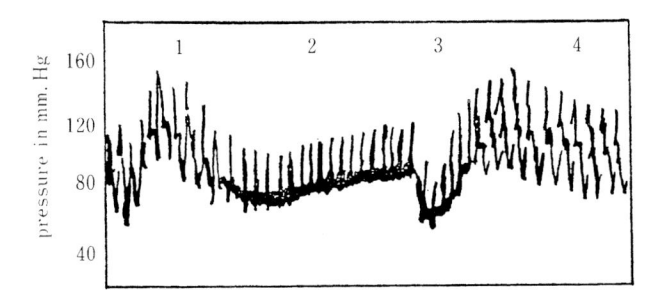

図 23 Response to Valsalva maneuver

Note (1) initial rise in systolic and diastolic pressure.
(2) fall in blood pressure and pulse pressure with increased heart rate.
(3) sudden transient fall in blood pressure at termination of expiration.
(4) over shoot of blood pressure and pulse pressure with bradycadia.

(Freidberg C. K, 1966[30])

§6 分娩第2期の母体循環動態

　胸腔内圧の鋭い上昇とともに末梢静脈弁が閉じ，血液は末梢に集まる．この集まる速度は次の2つの因子，①供給圧の増加の程度，②動脈系の緊張状態により決まる．そして，末梢血管が拡張して高圧が吹き込まれたときに心充満圧と1回心拍出量が最もひどく，そして最も早く減少する．普通の個体では80%以上の動脈圧の低下が7秒でもたらされ，そしてそれは1,500mlもの血液量が末梢に再配分されることを意味する．

　　第　3　相

　力強い呼吸が終わるにつれて動脈圧は非常に急に，そして一時的な，より一層の低下を来す．頻脈である．第3相で緊張が放たれると，動脈圧は胸腔内圧位まで低下する．

　　第　4　相

　胸腔内圧が低下するため静脈還流は増加し，収縮期圧，拡張期圧および脈圧は休止期のレベルを越えて著しく上昇する．すなわちover shootであり，徐脈である．つまり，この第4相は増加した静脈還流の結果であるが，大動脈圧が上昇して圧受容体が刺激されて徐脈になる．

　また，Flessasら[31]によればValsalva maneuverとは，要するにある期間中に右心血液量を減少させるに十分なほど胸腔内圧を上昇させることでもある．図24は彼らの示したValsalva maneuverにより影響される心機能の諸パラメーター値の変化であるが，第2相，第3相における血圧，分時心拍

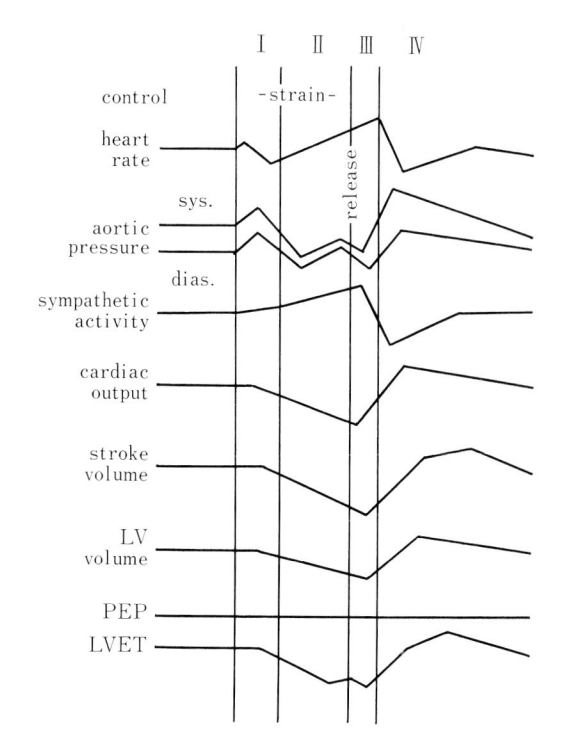

図24 Schema of reported cardiocirculatory responses to the Valsalva maneuver
　Including from this report, heart rate, preejection period (PEP) and left ventricular ejection time (LVET). Traditional phases (Roman numerals) separated by vertical lines.
（Flessas AP et al, 1970[31]）

出量，1回心拍出量の低下は明らかである．Ruskinら[32]や斎藤十六ら[33]は肺循環面からValsalva maneuverを検討しており，テストの始めに心の充満血液が胸腔内圧の増しによって急に減ると肺動脈圧も急減し，これはstrainを続ける限り低いままである．呼吸を止めると平均肺動脈圧および脈圧は前の値をover shootする．しかし，体動脈圧におけるより軽度である．テスト中かなりの血液が胸腔から末梢に移動する．体動脈のover shootは心拍出量のほかに脈管収縮によると思われる，としている．

4）橋本とWinner and Romneyの先見

　以上はテストによるValsalva maneuverであるが，分娩第2期において正確，明瞭に母体心循環動態を把握していたのはWinner and Romney (1966)[1]と橋本武次(1967)[2]のみである．

　①まず，橋本は次のように主張している．

　分娩第2期において血圧とともに心拍数も増し，児頭排臨時には160にも達する．これは疼痛や興奮で交感神経興奮によるものだろう．娩出期に産婦が努責をかけると，腹圧と羊水圧（100mmHg）が上昇するとともに大腿動脈圧や上腕動脈圧は低下し，心拍数も減少する．これは胸腔内圧が著しく高まるとともに横隔膜が収縮して下大静脈を閉鎖し，下半身からの血液が還ってこなくなるからである．このように，血圧が低下すれば子宮収縮によって子宮筋内を通る血管は一層容易に圧迫され，胎盤へ血液が行かなくなる．一方，努責が長引いたり繰り返されたりすると，母体の呼吸数が減少して換気量が少なくなり，母体血液中のO_2が低下する．このようにして胎児はhypoxiaを起こすと述べている．これは正に驚くべき先見，卓見である．ただ彼は事象を正確に把握しているが，これがValsalva maneuverによるものであるとは述べていない．

　②これに対してWinner and Romney (1966) は，同じ内容を甚だ遠慮がちに解説している．彼らはValsalva maneuverの重要性についてはよく知っており，分娩第2期の娩出陣痛に伴って増加した胸腔内圧への血管反応は，一般的なValsalva maneuverで見られるものと本質的には違うものでないとしている．**図25**は彼らの示した患者における右室内圧であるが，通常の安静時には数mmHgに過ぎない右室内圧が，娩出陣痛時には100mmHgにも達する著しい上昇を示している．これでは，努責時には上下大静脈からの血液は右心に入ることはできない．心臓に入る血液と出る血液は全く同量であるから，当然，心拍出量は激減し，血圧も甚だしく低下することになる．また，**図26**は彼らによる分娩1時間後，仰臥位での患者の実験的Valsalva maneuverであるが，非妊個体のものと同じで平均動脈圧は数秒で低下し，平均右室圧は数秒で急上昇している．

　しかし，これほど明確で反論の余地のない不動の証拠を揃えながら，彼

§6 分娩第2期の母体循環動態

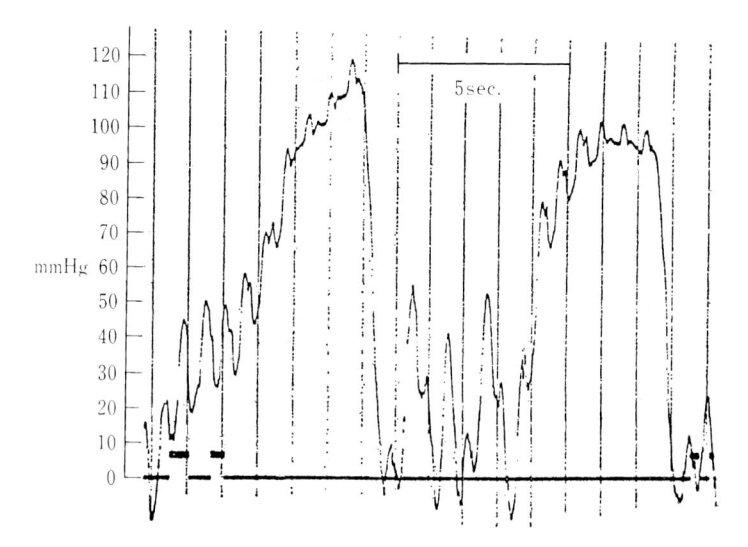

図25 The effect of expulsive effect (Valsalva maneuver) on right ventricular pressures

The elevations above the base line reflect the increase in intrathoracic pressure. Note the marked diminution in the difference between the maximum systolic and end diastolic pressures during the period of effort.

(Winner and Romney, 1966[1])

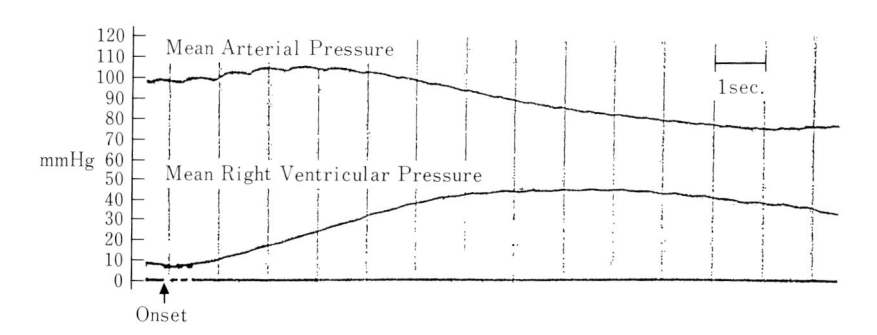

図26 Effect of the Valsalva on mean arterial pressure

The changes in mean right ventricular pressure reflect the changes in intrathoracic pressure.

(Winner and Romney, 1966[1])

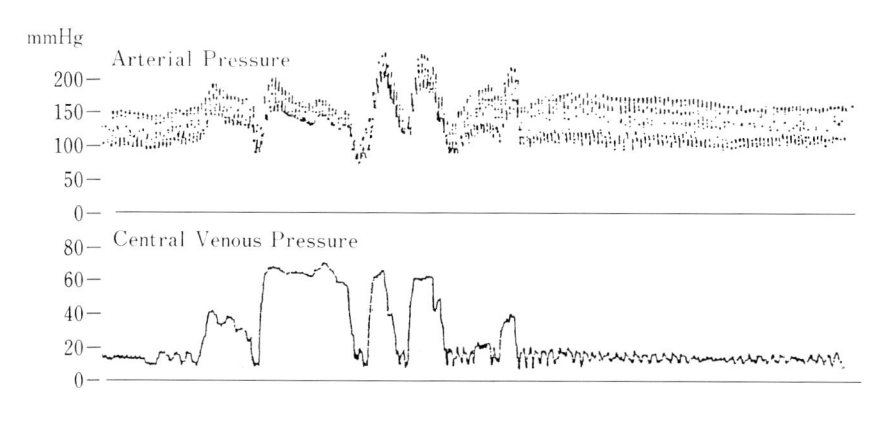

2. Valsalva maneuver

図27 Valsalva maneuver in the second stage of labor
(Ueland and Hansen, 1969[19])

ら自身は第2期陣痛時の心拍出量の変化について根本的，詳細な説明を断定的には述べていない．その理由は娩出陣痛が続くのはせいぜい20～30秒くらいで，これを色素稀釈法で正確に記録するのは困難だからとしている．もしこのとき，彼らが自説を強硬に主張していれば，その後の追試も多く，事の重大性から20世紀におけるガリレオとなり得たであろうものを．

だが，それにもかかわらず彼らは娩出陣痛時の間に心拍出量が減少する可能性を明白に表現している．さらに分娩後，最初の1時間目における心拍出量でも有意な上昇の証拠はなく，むしろ有意に低下していたという．これは分娩後には心拍出量計測を支障なく行い得るので確かであり，従来の"分娩後の子宮の空虚化により母体に多量に血液が流入して急激に心負担を増す．すなわち，母体は循環血液量の不足よりもむしろ過剰に直面している"[22]という一般論を支持しないとしている．

Hendricks and Qulligan (1956)[22] はValsalva maneuverに触れていながら，分娩時に心拍出量は増加すると結論しており，Ueland and Hansen[19][27]の報告も否定面で断定的である．彼らは分娩第2期のValsalva maneuverを図示して（**図27**），動脈圧低下や中心静脈圧上昇のパターンを明らかにしながら，かつ体位変換やanalgesicについては詳しい検討を加えながらValsalva maneuverを無視しているのは全く不思議と言うほかない．

5）Valsalva maneuverの容積脈波

図28は小澤（2002）[34]による実験的Valsalva maneuverであるが，上段が指先容積脈波PTG，中段が速度脈波VTG，下段が加速度脈波ATGで，PTGは呼吸による基線の動揺が避けられないが速度脈波，加速度脈波では基線が安定しているので高さ（振幅）の比較には好都合である．また，図29は

§6 分娩第2期の母体循環動態

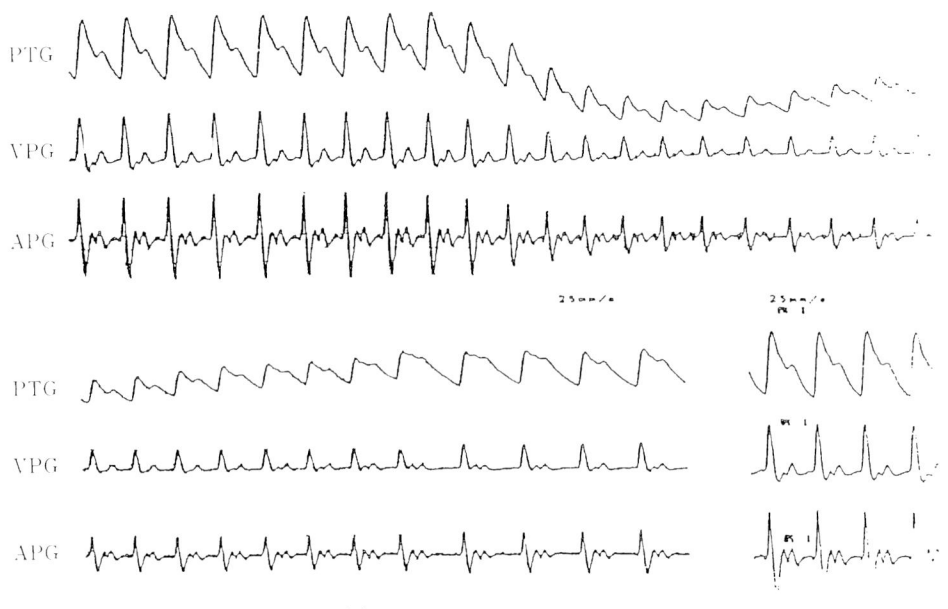

図28 Valsalva Maneuver
PTG：Plethysmogram
VPG：Velocity plethysmogram
APG：Acceleration plethysmogram

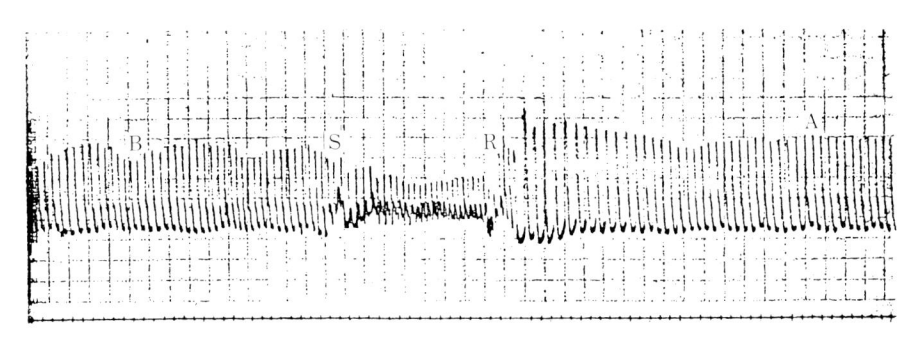

図29 Densitogram during Valsalva maneuver in a 29 years old subject in the sitting position

The first part of the recording shows cyclic variations of the amplitude which are related to breathing(B). S indicates the onset of a 15sec strain at 40mmHg. Initially there is bradycardia (more distance between the peaks of the tracing) follwed by tachycarda and decreased pulse amplitude throughout the whole strain period. R indicates release, which is followed by beats of increased amplitude and slower rate. At the end of the tracing there is a period of apnea(A) without the respiratory cyclic amplitude variations preceding the test. The amplitude variations follow very closely the beat - to - beat changes in ejection periods reported previously during the Valsalva maneuver. Time markings at the bottom of the tracing are at sec intervals.

(Chirife and Spodick, 1972[35])

Chirife and Spodick (1972)[35] による Valsalva maneuver の4相変化である．

6）分娩第2期における Valsalva maneuver

Winner and Romney (1966)，橋本 (1967) の説明や，われわれの成績から分娩第2期の母体心血行動態は次のように解析できる．

強い陣痛時には子宮収縮により大量の血液が母体循環に還流する．これはまた子宮の乏血をも意味する．さらに産婦の"いきこらえ"や努責により胸腔内圧は著しく高められるために，上下大静脈から右房への還流は減少，停止する．心臓に入る血液量と出る血液量はまったく同量だから，心拍出量も血圧も大減少する．このとき還流を停止された大量の血液は一体何処にいくのか？　これは主に四肢の皮膚容量血管（静脈）にプールされることになる．というのは，人では皮膚の脈管以外の血液の貯蔵所が大きく循環血量に関係するという根拠はうすいからである[36]．また，池田ら[37]によれば，動脈系の容積弾性は1,000dynes/cm^{5}であるのに，静脈系のそれは 7 dynes/cm^{5}であり，低圧系が高圧系の100～200倍も伸展性が大きい．したがって，循環血液量の大部分は低圧系にあり，そのなかでも胸腔内には常に大量の血液がある．かりに循環血液量を5,000mlとすると，左室を含めた高圧系にはわずか1/3以下の血液があるだけで，残りの血液は低圧系にあるという．

以上からWinner and Romney (1966)，橋本 (1967) が主張するごとく胸腔内圧の上昇により心拍出量，血圧が減少するというのが最も自然であり，われわれの脈波所見も同じである．

3．筋運動としての分娩第2期

Winner and Romneyは"陣痛と分娩は中等度運動の続行と同じ位の循環に関する効果を持つ"と述べており，友松ら (1968)[38] は"分娩時のO$_2$消費の増加は中等度の筋運動程度のものである"という．まったく陣痛時に痛みで動き回る患者を見た限りでは，運動生理学の立場からの検討を加えたくなる．

しかし，運動負荷における心拍出量の増しをはじめ，一連の血行動態の変化は，神経性にせよ体液性にせよ，ただ1つだけでは説明がつかない．とにかく心拍出量が増加するためには，心臓への静脈還流が増えなくてはならない．そのためにはまず，①運動により腹筋の圧力が増す．②呼吸が促進するために腹腔内圧が減少する．③運動により動脈血圧が増すので静脈側への血圧勾配が大きくなる．④筋が収縮することによって静脈ポンプ作用が増し，静脈還流が良くなる．いわゆる心筋ポンプ作用が良くなる．こ

§6　分娩第2期の母体循環動態

れに対して，心臓では心筋収縮力が増して心室の残余血液が減少する（猪飼, 1965）[39]．

次に運動時の検出系と調節系について考えると，入内島[40]は下記のように説明している．

末梢循環血流の調節は1次的に末梢的機構により行われていて，循環中枢による全身的な調節機構は末梢の要求に追随している．例えば運動時に骨格筋は血液を貪欲に要求する器官と化すが，これは循環中枢からみれば何の断りもなしに起こる現象である．もちろん，すべての随意運動は意識的に行われ，運動の開始に先立ち，あるいは開始とともに血管運動神経の興奮は起こるが，重要な点は運動時の筋血流の増加は大部分筋に生じた化学物質による筋血管の拡張により起こるものであり，血管運動神経の働きにより起こるものでないことである．

したがって，筋血流の調節において制御変数は血流であるが，循環中枢はこれを直接検出する検出系をほとんど持たず，また筋血流を直接加減する調節系をもたない．運動時の筋はアドレナリンなどに対する感受性が消失するから，たとえ循環中枢が収縮神経を介して筋血管を収縮させようとしても無効であるし，拡張神経により拡張させようとしても拡張神経作用とは桁違いに盛大な血管拡張がすでに起こっているのである．そこで，運動時に循環中枢の行い得ることは，圧受容体，化学受容体など間接的な検出系を用いて循環系全体の状態を監視し，心臓や運動に直接関係していない血管部分に対する調節を用いて，ひたすら筋の要求に追随する訂正運動を行うことになる．

以上，要するに筋運動時には著しい心拍出量の増加が起こるわけであるが，これは交感神経刺激により心収縮力が強まるためであって，陣痛により子宮からの静脈還流が母体心拍出量を増したり，またValsalva maneuverにより母体心拍出量が大幅に減少するのとでは，そのメカニズムはまるで異質のもののようである．全くの推測であるが，19世紀末か，20世紀始めに何処かの産科学の大家が，もがき暴れる産婦を見てスポーツと同じ血行動態と説明したのが実に数10年間も，Winner and Romney (1966)[1]が疑問とするまで無批判に盲信されてきたのだろう．

§ 7 分娩第2期の総括

以上をすべて整理すれば，われわれの結論は次のごとくになる．

1．共圧陣痛時の模式図

　　妊娠末期の子宮には，一側の腎に匹敵するほどの多量の血液が灌流されているという（斎藤，稲垣ら，1968）[36]．分娩の間欠時も似たものと推定される．陣痛開始とともに子宮血液は母体の下大静脈へ圧排，流入するが，同時に発生する産婦の"いきこらえ"や努責により強大なValsalva maneuverが発生して胸腔内圧が高まり，上下大静脈の血流は停止して右房への還流は減る．したがって，心拍出量も減り，時には激減することもあり得る．大動脈の有効圧は低下する．

　　さらに陣痛時には，母体心拍出量の減少と子宮収縮のため，子宮動脈から子宮への流入量は減少する．胎盤は，卵巣動脈からの吻合により比較的よく灌流され，また胎児脳はO₂不足に抵抗が強いというものの，ともに相対的な事柄であり，子宮動脈からの流入量の絶対量が大幅に長く続けば窒息性仮死の危険に陥る．

　　図30は，われわれの想定した分娩第2期の共圧陣痛時の母児循環模式図

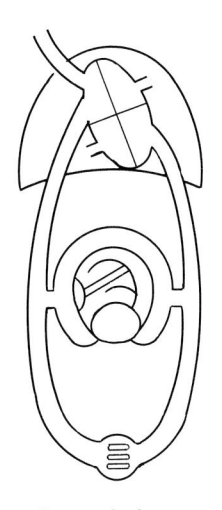

Interval phase　　Active phase

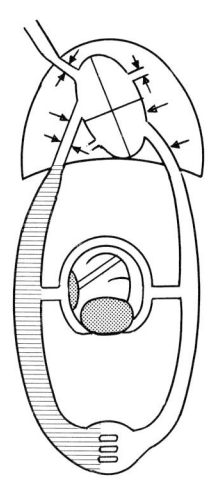

図30　A model of fetomaternal circulation in bearing down effort

A lot of blood are filled in uterine muscle at the interval phase of labor. When labor pain begins the blood of uterine muscle is removed to the maternal circulation.

However, a powerful Valsalva maneuver of parturient stops her breathing accompanied by abdominal pressure. Intrathoracic pressure rises and blood flow of the inferior vena cava and the superior vena cava ceases. Therefore the inflow volume into the right atrium is diminished and both maternal cardiac output and blood pressure are decreased.

On the other hand due to uterine muscle contraction, inflow volume to uterine body from uterine artery is decreased. The reduced blood volume of placenta allows the fetus in utero will be quite asphyxic.

である．

2．胎児循環の仮説[41]

　　図31は胎児循環図[42]であるが，一見はなはだ非効率に見られる．胎盤，臍静脈からのせっかくの新鮮な動脈血は，胎児に入るとアランチウス静脈管，門脈から肝静脈を経て下大静脈に入りPaO_2が減る．それでも，脳には比較的PaO_2の高い血液が流入しており，O_2との親和性が良いHbFにガードされているが，"子宮におけるエベレストのPaO_2環境"などと比喩されている．

　　しかし，もし仮に胎児に新鮮な動脈血がそのまま流入すれば，脳も含めて胎児の発育は早いであろう．だが，そのような脳は分娩時の激しい乏血のために簡単に破壊されてしまうであろう．逆に妊娠の長い期間をPaO_2の低い血液で養われ，馴らされてきた脳は，この激しい低酸素環境にも頑強に抵抗して生き延びるであろう．これも人類が数10万年を経て獲得した進化への適応であろう．

3．Peripheral heart

　　分娩時における子宮筋と子宮動脈は，あたかも心臓における冠動脈のごとくに見られる．心収縮時には冠動脈が周囲の心筋細胞により圧迫されて血流が停止，または逆流し，心拡張期に冠動脈血の大半が流れるのと同様，陣痛時には子宮動脈からの流入がストップして，間欠時に子宮筋へ動脈血の流入が行われる．また，心筋は常に収縮を繰り返しているため，エネルギーの産生，補給には特殊の代謝系が必要で，連続的な合成，分解が行われなければならないが，同じ事は分娩時の子宮についても言えるであろう．

　　心臓は循環系の動力源であり，ポンプとしての機能を果たしている．呼吸筋や骨格筋の運動は静脈還流を促進するゆえ，心のポンプ作用が循環系の唯一の動力源ではないが主役であることに間違いない．しかし，分娩時の子宮が陣痛と間欠を繰り返して大量の血液を流入，流出を繰り返しているのをみると，何かもう一つの心臓が臨時に出現し(peripheral heart)，しかも必ずしも母体や胎児に利益のみをもたらす形でなく，かなり自律的な拍動を繰り返しているようにも見られる．

4．心筋と子宮筋の類似性

　　Barclayら[43]は，心臓と子宮を比較して次のように述べている．
　心臓はfast‐acting cardiac muscleから構成され，子宮はslowly acting

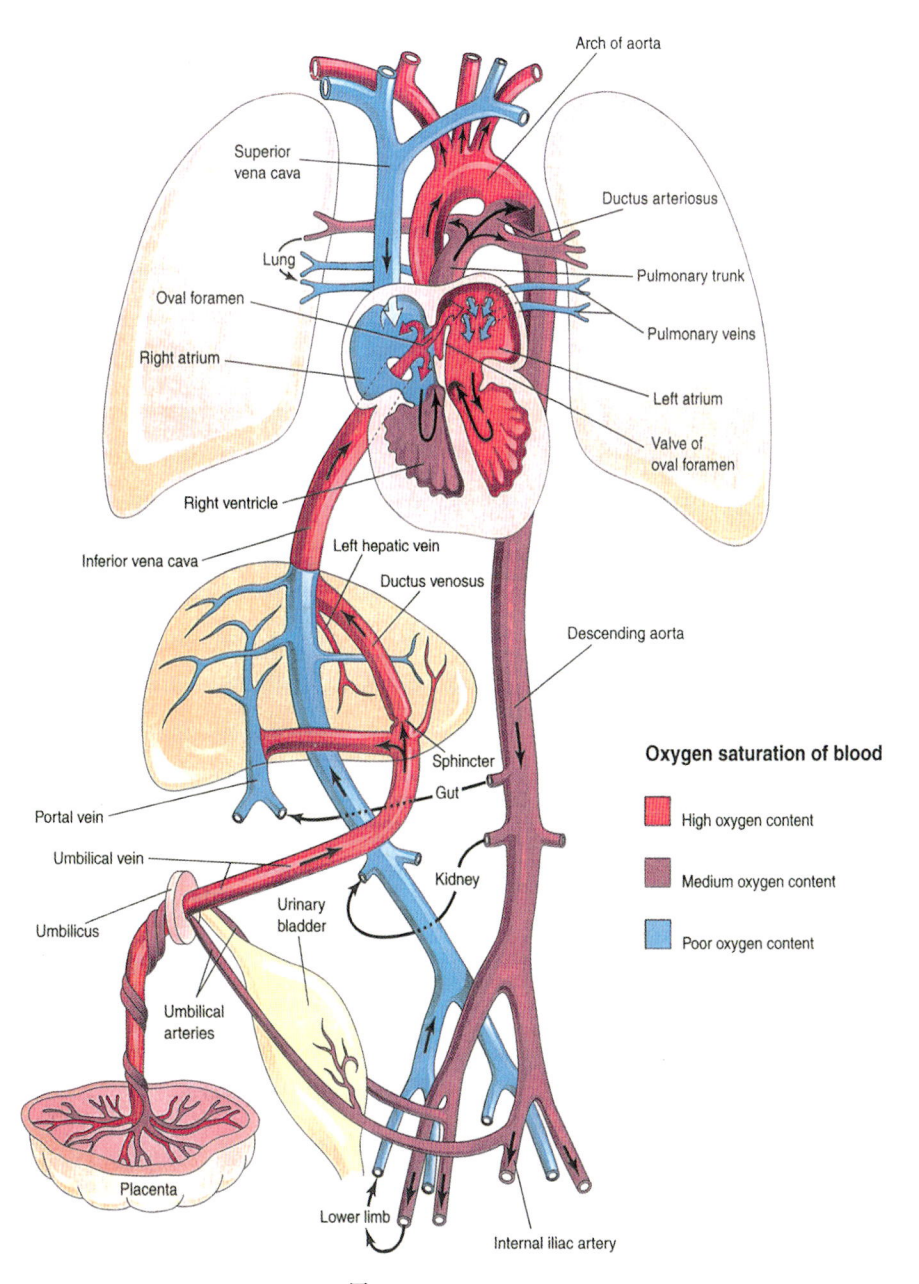

図 31　Fetal circulation

The colors indicate the oxygen saturation of the blood, and the arrows show the course of the blood from the placenta to the heart. The organs are not drawn to scale. Observe that three shunts permit most of the blood to bypass the liver and lungs. (1) ductus venosus, (2) oval foramen, and (3) ductus arteriosus. The poorly oxygenated blood returns to the placenta for oxygen and nutrients through the umbilical arteries.

(Keith L. More, T. V. N. Persaud : The Developing Human. SAUNDERS, 2003[42])

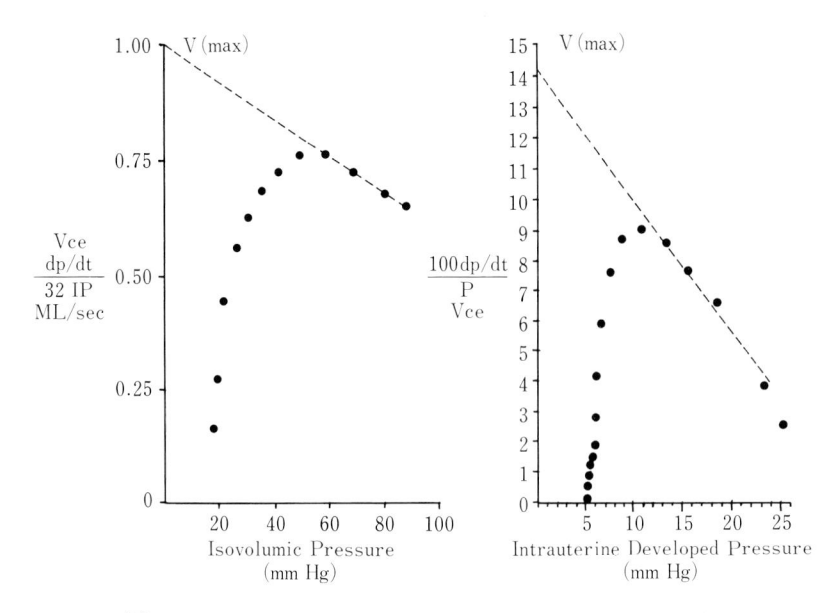

図 32 Two plots of a graphic method for extrapolating V (max)
The diagram on the left is from cardiac data. The diagram on the right is from uterine data.

(Barclay et al. 1977[43])

smooth muscleから成っている．しかし，筋機能の属性は同じであり，有意の差はactivityの程度の差に過ぎない．心臓と子宮はともにポンプ作用をもち，心臓は血液を，子宮は受精産物をポンプする．この2つの器官は拍動する．ただ，子宮は1分間に1以下で，心臓は200倍近くも速い．心臓と子宮は電気的にペースされ，電気的にactive pacemaking zoneをもつ．

この類似性に加うるに，筋壁層の厚さの単一性，単一流出路，ポンプ室の長円(楕円)構造などから，心機能モデルの数学的デザインを子宮に応用すれば，心臓よりもさらに巧く応用できるだろう．図32の左は心臓，右は子宮の上昇した圧の1次微分の商dp/dt，およびプロットされたisovolumetric pressure (IP，等容縮期の圧) の定型的カーブで，筋の収縮速度 (Vce) の最大値 (Vmax) を決定するにモデル化されたものである．この2つのカーブの形は同じで，相違は計測時間である．心臓ではmillisecondで，子宮ではover many secondsである．

5．子宮筋における Starling の法則

さて，以上のような子宮筋の収縮，弛緩は，心筋のごときStarlingの法則に従うのであろうか．これについては，Greiss[25]が動物実験ですでに示唆

している．つまり長い間欠のあとに強くて長い陣痛，短い間欠のあとに短くて弱い陣痛が続くのは，もし陣痛，間欠時間を横軸に，陣痛強度（羊水圧や子宮内圧）を縦軸にプロットすれば，Starling曲線の上昇脚様の曲線を示すであろう．しかし，短い間欠の後に強くて長い陣痛が続くのであれば，Starling曲線の下降脚様のカーブが出現することになる．下降脚は心不全と解釈されている．とすれば，努責に伴う腹圧による児娩出への協力はあるものの，共圧陣痛時における子宮筋の疲労はかなり高度なものがあると推察される．

　これは弛緩出血の一因となる得るかもしれない．また1968年の古い談話になるが，当時の中央鉄道病院循環器内科の黄田照光，半田晃久博士らによると，「動物実験ではStarling曲線の下降脚を記録するのはかなり困難で，（下降脚が出たな）と思った瞬間に動物はすぐに死んでしまう」という．

6．Winner and Romney，および橋本に対して

　ここでわれわれの気持ちを率直に述べたい．われわれは指先容積脈波の努責時の波高が，産婦がそれほど指を曲げなくてもその割りに低くなりすぎることに若干の疑問を持っていた．しかしそれは「あり得ないこと」であり，「何かの間違い」であり，定説を疑うには早過ぎた．しかし耳垂容積脈波で激しい陣痛時における例外なき完全プラトー波の出現を見たときは改めて言葉を失った．何度も何度も器械を上から下まで配線を調べ直してメーカに確かめたり，産婦の顔を何回も何回も見直したりした．しかしメーカからその度毎に「器械に異常なし」の返事があり，最終的に「器械は真実しか記録しない．そして脈波学の理論からは激しい陣痛時母体の心拍出量は激減し，血圧も大幅に低下している」結論に達した．そして触診された橈骨動脈拍が非常に微弱なことを確かめたときに決定的になった．現実にわれわれは定説を否定するに大変なストレスに悩まされたのである．

　それだけにWinner and Romney，および橋本の先見と卓見，とくに偉大な勇気に対して改めて賛辞を送りたい．

§8　分娩第3期の耳垂容積脈波

症例3の心拍数と心拍効果の推移

　　図22の第3段，中央下向き矢印は児頭娩出時で，その後波高は漸次振幅を増し，心電図のnoiseも消失してくる．図33はそれに続く連続記録であるが，心拍数＝93，心拍効果＝75.6と大幅な心拍出量の増加を示している．第2段，下向き矢印は新生児が泣いた時点である．図34は分娩3分後からの連続記録であるが，波高は＝5.02，心拍数＝69の正常値で，心拍効果＝78.6となっている．次の図35の第3段始めの下向き矢印は，胎児娩出4分後の胎盤娩出直後のもので，子宮は軽い陣痛を繰り返してそのため各脈波の波高は高く，脈面積も大で1回心拍出量の増加を思わせる．しかし，心拍数＝61に減少しているので心拍効果＝79.3である．図36の第2段の下向き向き矢印は分娩10分後，会陰縫合時で波高＝3.5に低下し，心拍数＝66，心拍効果＝52.4とやや正常値を下回り，第4段はさらにその1分後で心拍効果＝45.8に低下している．

§8 分娩第3期の耳垂容積脈波

図33 Case 3: A-PTG at the 3rd stage of labor

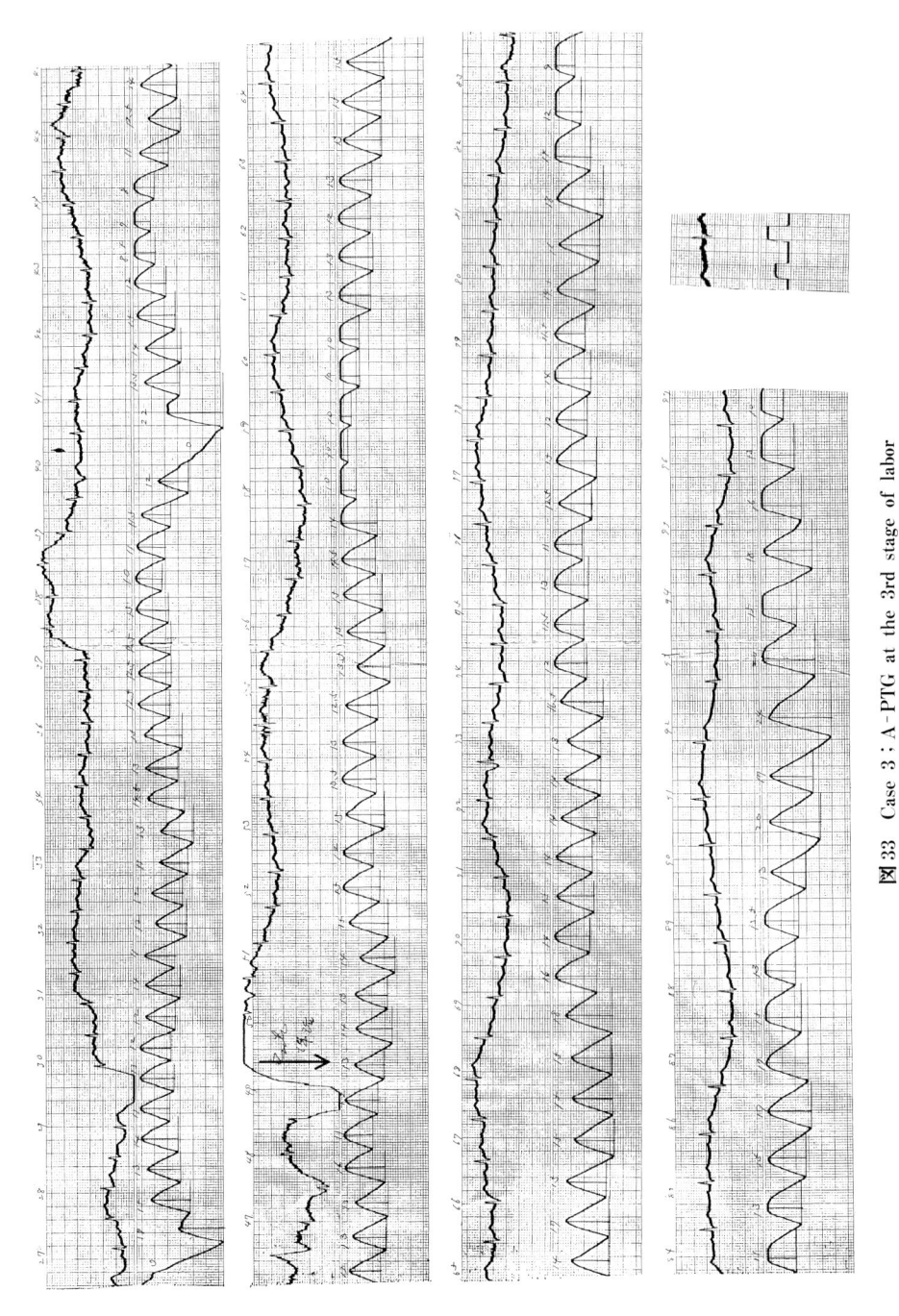

The arrow point in the 2nd panel is a time of baby crying. In this figure the pulse height is shown to be gradually higher and the noise of ECG recordings is disappeared.

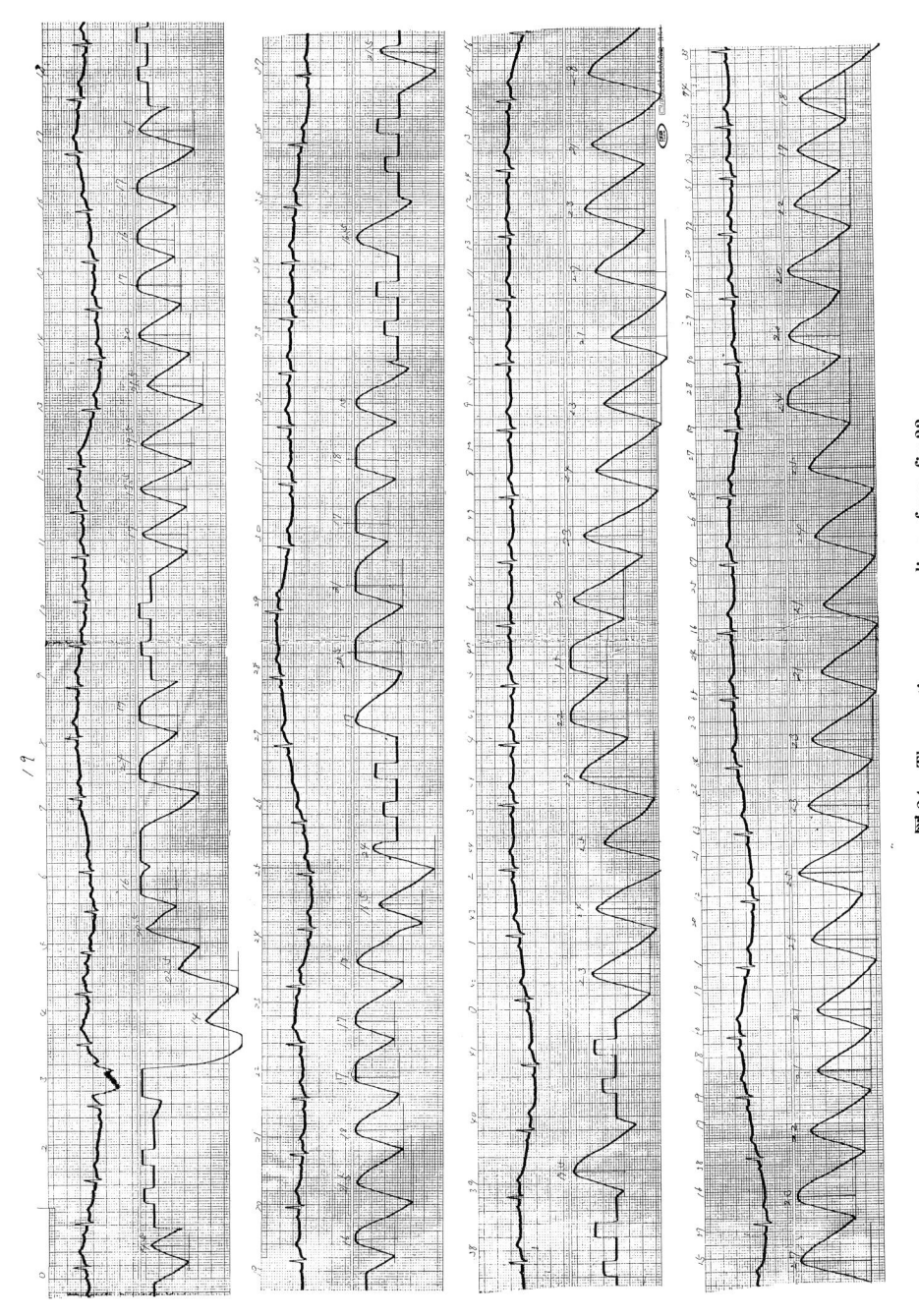

図34 The continuous recordings from fig.33

A clear increase of pulse height is shown in this period. After 3 minutes of delivery the pulse height is 5.02, heart rate is 69/min and B is calculated as 78.6 on this recordings.

§8 分娩第3期の耳垂容積脈波

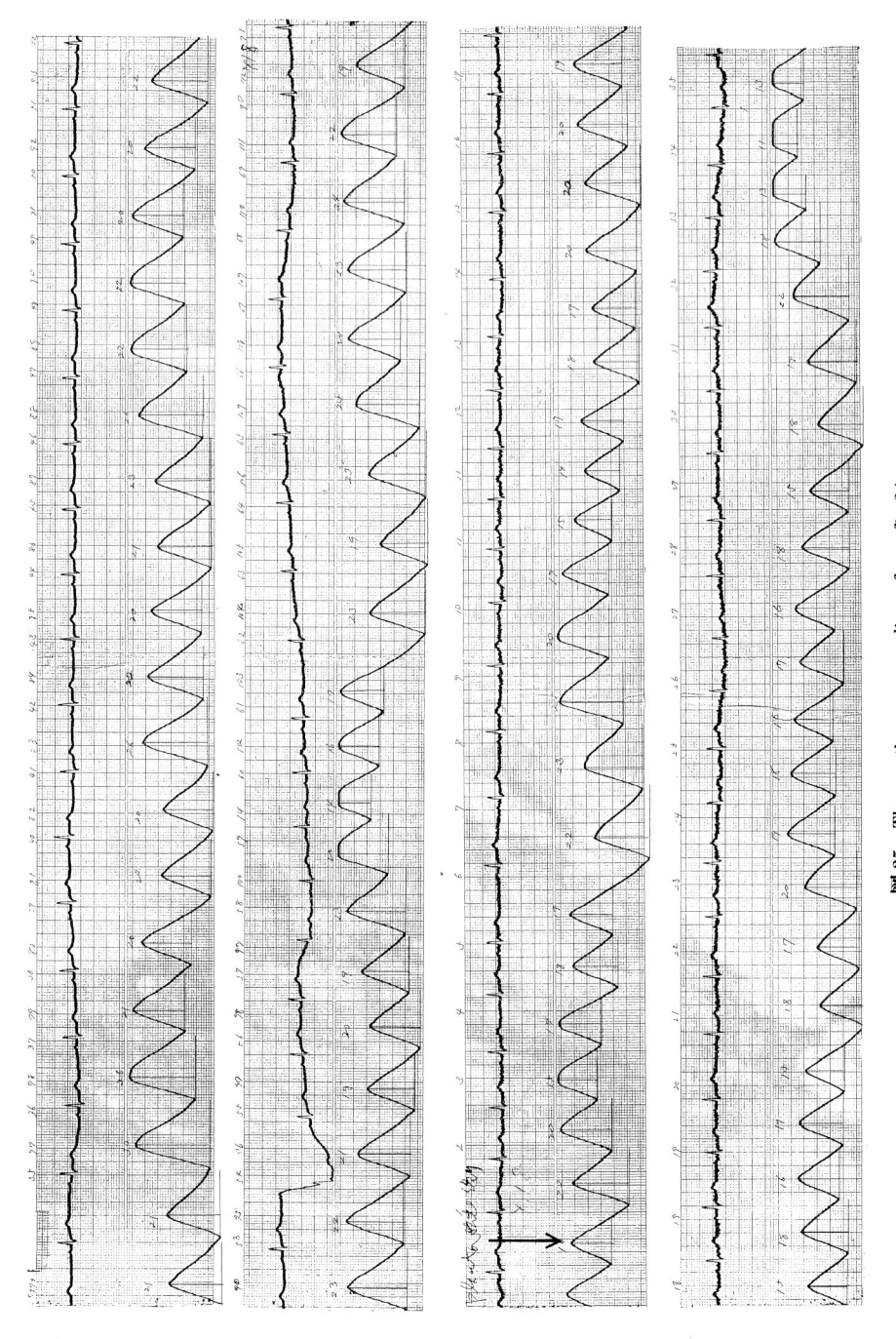

図35 The continuous recordings from fig.34
The arrow point in the 3rd panel is a time of placental delivery. All recordings are stable and the condition of parturient is fine in this period.

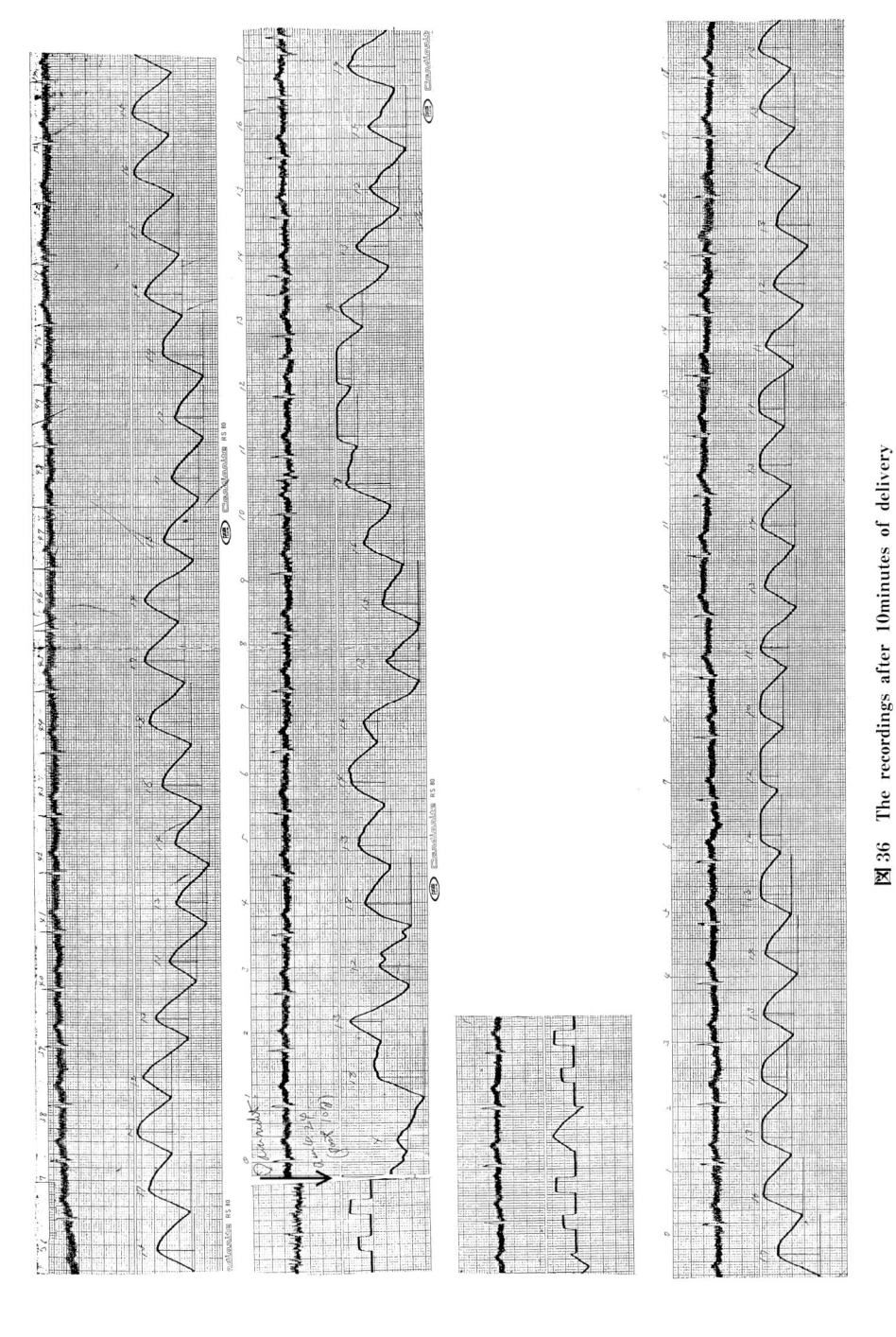

症例3期の心拍数と心拍効果の推移

図 36 The recordings after 10minutes of delivery

The arrow point is the time of after 10 minutes of delivery. The perineal suture was performed in this stage. The beat effect: B is 52.4 on the 2nd panel and on 4th panel B is fallen slightly to 45.8 after 1 minutes afterthat.

§9 分娩第3期の母体循環動態

胎児，胎盤娩出後は患者の心身の安静が保たれるので諸検査を妨げるものはない．

1．心 拍 数

心拍数は児頭が娩出されてから減り始め30分で正常になる．しかし，落ち着いた患者と騒ぐ患者とでは大きな差がある[20]．

2．血　　圧

分娩後の平均血圧は108±13(mmHg)である[28]．分娩後1時間で血圧における一定の変化はない[1)21)]．

3．心 拍 出 量

心拍出量の増加も報告は決して一様でなく，いろいろ議論されている．Winner and Romneyによれば，分娩1時間後でむしろ減少の傾向があり，ゆえに分娩後の子宮の空虚化による母体循環のoverloadingは支持できないという．これは，われわれの心拍効果の成績と似ている．Ueland and Hansen[27]は，分娩直後に心拍出量は前陣痛時を越えて4,110ml/min，80％増加のピークを示したというが，これは他の報告より2～3倍も多い．ただし，彼らは鎮痛剤や麻酔の種類によって異なり，caudal anesthesiaでは59％，subarachinoid block anesthesiaでの帝王切開では25％，局所麻酔での80％の1時間後の上昇は，痛みのせいかもしれないと述べている．

Hendricks and Quilligans[22]によると，分娩に続く強い子宮収縮により多くの血液が母体に還流されても，分娩時出血により結果としては同じ循環動態になる．彼らは子宮収縮の持つ価値を二重に評価している．①"uterine phlebotomy"が出血源となって，分娩後に剰余となるべき心拍出量上昇を正常に保つ．②は出血が止まり，母体循環へ数100mlの血液を戻して患者に"autotransfuse"する．この心拍出量の増加は，子宮復古の面を反映しているという．

4．生物学的血管結紮と自己輸血

　　分娩直後の胎盤剝離面には，大小無数の破綻血管が露出して大出血を起こしかねない状態にある．しかし，生理的な分娩では子宮からの出血量はせいぜい300ml止まりである．子宮内容の娩出に伴って子宮が受動的に収縮するとともに子宮筋の著明な縮小，退縮が起こる．このため，血管腔は狭められ，血管内圧は低下して血栓を生じ，血流は緩徐化して停止する．これが生物学的血管結紮 biological ligationで，理想的に行われれば"乾いた分娩"(真木，1968)[44]にもなる．この2現象は正に"適応"そのものである．

　　われわれの6例の耳垂容積脈波による経腟分娩，5例の帝王切開分娩でも，児娩出後の波高の急速な回復と心拍数の減少は全く顕著であった．

　　図37は，われわれによる分娩第3期の母体循環模式図である．

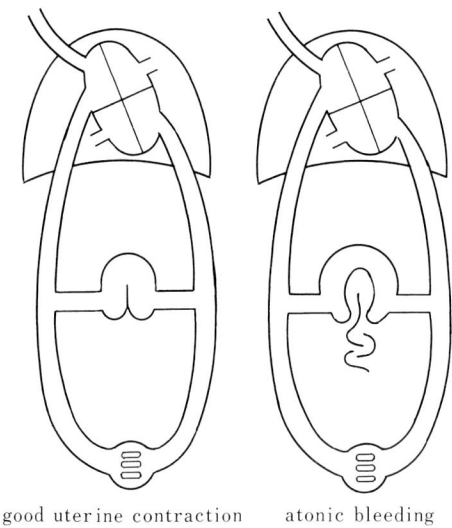

good uterine contraction　　atonic bleeding

図37 Schematic expression of maternal circulation of the 3rd stage

After the baby delivered, the uterine contraction is occurred rapidly. Therefore maternal cardiac output is increased because that the blood of uterine muscles run into maternal circulation. This significant adaptation is often called as an "autotransfusion or biological ligation". A poor uterine contraction and a continuous bleeding from the site of placental detachment may cause an atonic uterine bleeding.

§10 分娩時における脈波の心拍数と心拍効果の経過

1. 症例 3

　　図38は症例3の心拍数と心拍効果の経過である．排臨になっても間欠時には心拍数と心拍効果はともにほぼ正常値である．陣痛時になると急に心拍数は増すが，波高はより急激に低下するので心拍効果も甚だしく低下する．間欠時にはまた共に正常に戻る．

　　そして発露より児分娩までの数分間は心拍数，波高，心拍効果ともに激動の期間である．間欠時でも波高は十分に回復せず共圧陣痛時には波高の著しいプラトー化，むしろ完全平坦波に近いパターンになる．これは分娩

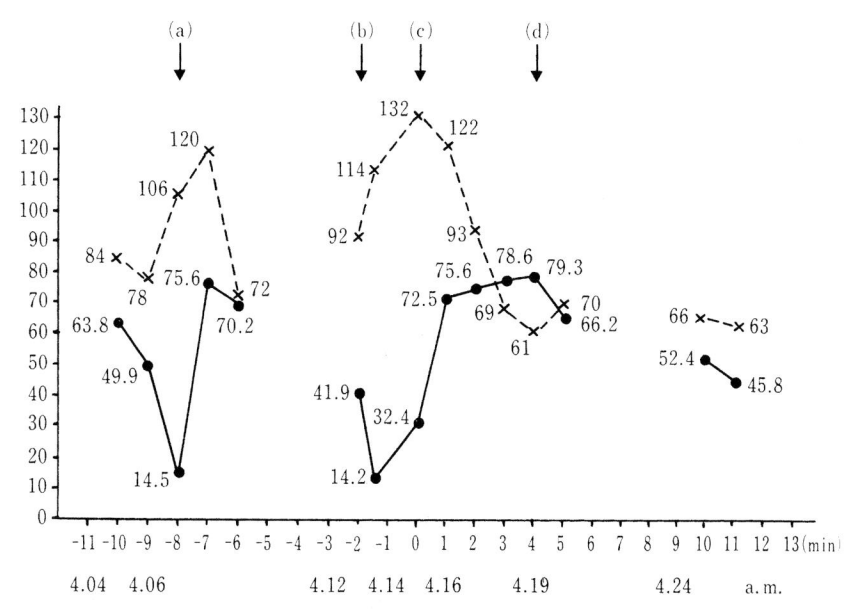

図38　The values of heart rate (HR) and effect of beat action (B) in case 3
(a)：appearance of fetal head, (b)：crowing, (c) delivery of baby, (d)：delivery of placenta.
dotted line：heart rate (HR)
solid line：effect of cardiac beat action (B)

§10 分娩時における脈波の心拍数と心拍効果の経過

時まで続き心拍数は増すものの心拍効果は極端な低値になる．分娩直後から波高は急増，心拍数は正常に近づき，心拍効果は正常値を越えて増す．しかし胎盤娩出後にはやや減少した．分娩後10分で波高，心拍数，心拍効果ともほぼ正常値である．

2．6症例の平均値

次に図39は6患者についての耳垂容積脈波による心拍数，心拍効果の平均値の経過であるが，分娩前，分娩時，後産期に分けてある．

分娩前期は17分前の間欠時，16分前の陣痛時の平均値である．これは主に分娩第1期の終わりころを記録する目的だったが，記録時すでに卵膜破水して子宮口全開大のものが3例あり，それらは分娩第2期の始まりを記録することになってしまったが，その平均値は症例3と同じ傾向にあり，特に区別の必要はない．間欠時の心拍数＝83，心拍効果＝56.8と正常値に近い．しかし，陣痛時には心拍数＝100と頻脈になるが，心拍効果＝29.9と一挙に減少する．この場合，間欠時に比し心拍数の増加は20.4％（$p<0.02$），心拍効果の減少は（$p<0.01$）で，ともに有意である（t - test）．心拍効果の変化を心拍出量の変化と見なせば，脈波の所見は明らかにWinner and Romney[1]，橋本[2]の言うごとく，間欠時における正常値，陣痛時における心拍出量の減少を示している．

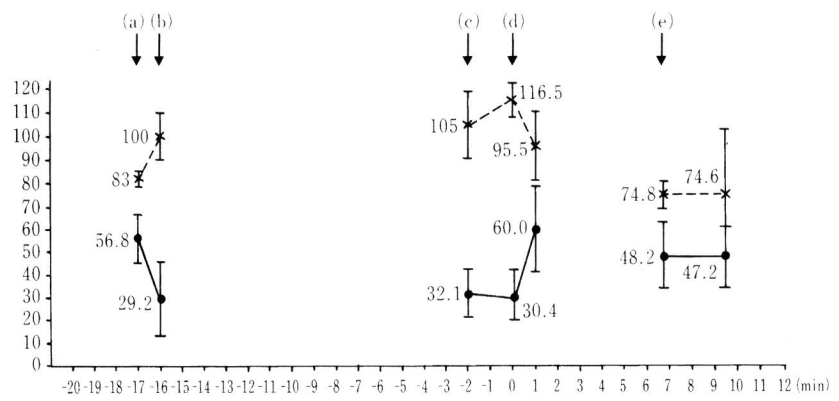

図39 The mean values of heart rate (HR) and effect of beat action (B) in 6 cases
  from interval to active phase   After 1min from baby delivery
  HR increases and B decreases   HR decrease and B increases
  These changes are be significant These changes are be significant
 (a)：interval phase of labor, (b)：active phase of labor,
 (c)：crowing of fetal head, (d)：delivery of baby, (e)：delivery of placenta.
 Dotted line：heart rate (HR)
 Solid line：effect of cardiac beat action (B)

2. 6症例の平均値

　胎児娩出時前後の平均値を見ると，分娩2分前の児頭発露において心拍数＝105，心拍効果＝32.1で間欠時にも頻脈の傾向と心拍出量の減少をうかがわせる．分娩時には心拍数＝116.5と最高に頻脈となり，心拍効果＝30.4と減少してValsalva maneuverの影響が明瞭に見られる．しかし，分娩1分後には心拍数＝95.5に減じて頻脈の傾向はやや是正され，分娩時に比し21.0%（$p < 0.05$）の減，心拍効果＝60.0で97.4%（$p < 0.001$）と有意の増しで，特に心拍出量の増しが著しい．

　後産期の胎盤娩出までの時間差はやや大きいが，平均6分45秒前後になっており，心拍数＝74.8と正常値であるが，心拍効果＝48.2とやや正常値を下回っている．この脈波所見もWinner and Romneyや橋本の報告と同じで，他の報告による「この時期に心拍出量の大増加が生じる」とはやや違っている．

§11 分娩第3期から産褥初期にかけて

1．分娩後の自律神経失調症の発現

　　図4は症例1，指先容積脈波の共圧陣痛時と産褥初期の波形の変化であるが，もう一度見なおすと第1段，右上の胎児娩出4分後のものは拡張波で，図1上段の分娩第1期の間欠時と同じパターンである．ところが，第2段はその4分後で胎盤が娩出されているが，波形は正常波に一変してやや血管が収縮したことになる．これは胎盤娩出により強力な血管拡張作用をもつprogesteroneが急減したためであるが，第3段はさらにその4分後で正常波のほか血管収縮を示す硬性波，正常波から硬性波への移行波が混在しているが，実はこれは典型的自律神経失調症の波形である．
　　そもそも妊婦には拡張波が高率に出現して，妊婦脈波は正常波と拡張波に2分されるが，これは増加した心拍出量，循環血液量を心臓に仕事負担量を増さずにスムースに循環させるための適応である．しかし，胎盤が娩出されるとprogesteroneが急激に大減少するために，交感神経の血管運動調節機能がすぐには整わず，寝ぼけた状態で作用するためと思われる[45]．なお，この産褥の血管収縮は外部への体熱の無駄な放散を防ぎ，血圧を維持して脳，心臓など重要臓器への血流量を維持する適応と考えられる．

2．坂口，後藤らの報告

　　分娩直後の波形変化については，坂口・後藤ら(1973)[46]の詳細な研究がある．図40の12例の正常妊婦の波形は拡張波8例，正常波2例，硬性波2例である．分娩直後から5分毎に波形の変化を観察しているが，その変動は誠に激しく文字通り分単位で変わっており，そして総じてより血管収縮型のパターンに変化していき，30分後には正常波4例，硬性波7例で，拡張波は1例にすぎない．これは分娩後の女性ホルモンの急速な減少が自律神経に及ぼす影響がいかに甚大であるかを示している．ただ，分娩は母体から胎児，胎盤，卵膜，羊水さらに出血などで一度に大量の熱源が失われることでもある．これも血管収縮に作用しているのであろう．

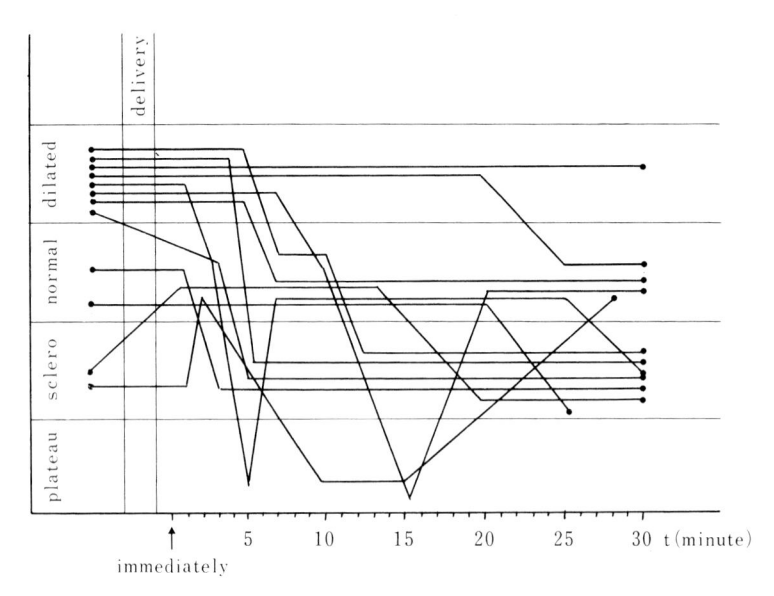

図40 Changes of pulse wave pattern at postpartum several minutes
dilated：dilated wave, normal：normal wave, sclero：sclerotic wave, plateau：plateau wave.

(Sakaguchi et al, 1973[46])

3．血管収縮の回復

　　この血管収縮は，鍵谷ら[47]によれば1ヵ月以上続くことがあり，産褥婦が完全な心循環状態を回復して日常生活に戻るには，少なくても産褥の定義，すなわち変化した性器および周囲組織が妊娠前の状態に復するのと同期間の6週間が必要であろう．
　　これらは最近注目されているマタニティーブルーや産褥うつの発症について，何らかのヒントを示唆するかもしれない．

4．更年期障害への提言

　　また，更年期障害に悩む女性は多いが，本態は女性ホルモンの減少による自律神経失調症だとされる．脈波による自律神経失調症の診断はまったく簡単で一目瞭然であるから，これを更年期障害診断に応用するのははなはだ有意義と思われる．分，時間単位と年単位の差はあるが，女性ホルモンの減少の事実は産褥期と更年期とでは似ている．

まとめ

　世俗的に出生，結婚，死亡は人生の3大節目などと言われ，法的にも公共機関への届け出が義務づけられている．生物学的には遺伝子の発現，継承，消滅を意味し，重要性も全く同じである．それなのに人生の始まりである分娩時の母児血行動態について，現在でも完全な誤謬がまかり通っているのは信じがたい驚きであり，奇怪事でもある．

　しかし，この循環力学を把握，解明できるのは脈波しかない．したがって，分娩を理解するには脈波学の知識が必須であるが，脈波学それ自体を理解するにも膨大な循環器学の知識が必要になる．また，血圧は心電図とともに心機能の2大検査法であるのに，奇妙にも脈波学は心電図学のように循環器学者の関心を引くこともなく，現在でも脈波研究者の数は余りにも少ない．もちろん，これは脈波の臨床価値の低いことを意味するものではないが，筆者の耳にはある循環器学者の何気ない一言が万雷のごとく轟いている．「理由など何もない．脈波を無視，蔑視するのは日本医学の昔からの伝統である．ただそれだけだ．」

　しかし，正しい分娩像を把握するには，やはり脈波に依存，直面せざるを得ず，好き嫌いは別にしてより精細な今後の報告に期待したい．でないと，これから先も，未来への半永久的な長年月を，この重大事の真相解明を不毛のまま足踏みさせることになるであろう．

■文　　献■

1) Winner W and Romney SL: Maternal cardiovascular responses to labor and delivery. Am J Obst & Gynec 1966; 95: 1104-1114.
2) 橋本武次: 分娩の胎児と新生児に及ぼす影響. Medical electro times 1967; 9: 27.
3) 三上正俊, 鈴木雅洲, 品川信良ほか: 妊婦の脈波 (その1). 周産期脈波学, 1982; 1: 141-164, 東京医学社, 東京.
4) 横川弘蔵: ヒト外耳・中耳の血管分布についての研究. 日耳鼻 1966; 69: 693.
5) 塩谷信幸: 耳の奇形. 臨床小児外科全書2, 1970; 1: 26, 金原出版, 東京.
6) 金児克巳, 中村真太郎, 黄田照光ほか: 指先容積脈波の左右の指の差. 脈波 1973; 3: 5.
7) Tetsuo Nagasawa and Kentarou Takagi: Spontaneous rhythomic fluctuations of the cutaneous blood flow in man. Nagoya T Med Sci 1967; 29: 385.
8) 橋本勇次, 亜久津皓, 中川喬市ほか: 側頭動脈波について. 脈波 1973; 3 (12): 50.
9) Barron DH: The pressure gradient and pulse in the vascular system, in medical physiology and biophysics, ed by Ruch C and Fulton JF, WB Saunders, 1960.
10) 高安召次, 香取早苗, 阿瀬雄司: 両耳垂プレチスモグラフィー (BAPG). 日本耳鼻会報 1963; 67: 765.
11) 吉村正治: 指尖容積脈波の波高に影響する諸因子と心拍出量. 臨床脈波のポイント, 吉村正治編, 1972; 1: 76, 中外医学社, 東京.
12) 三上正俊, 川島せつ, 金児克巳ほか: 不整脈例における指尖容積脈波の臨床応用と若干の知見 (第3報). 交通医学 1971; 25: 462.
13) 吉村正治, 和田　敬: 心拍効果の求め方. 問答による脈波の手びき, 1970; 1: 139, 南山堂, 東京.
14) 吉村正治: 心力係数. 脈波判読の実際, 1968; 1: 67-73, 中外医学社, 東京.
15) Rose DT, Bader MF and Braunwald E: Catheterization studies of cardiac hemodynamics in normal pregnancy women with reference to left ventricular work. Am J Obstet & Gynecol 1956; 72: 233.
16) 三上正俊, 鈴木雅洲, 品川信良ほか: パラメター値による検討. 周産期脈波学, 1982; 1: 150, 東京医学社, 東京.
17) 高木健太郎: 皮膚の血液循環. 医学の歩み 1966; 52: 359.
18) 伊藤俊夫, 前田一雄: 分娩時血行動態の耳朶容積脈波による観察. 脈波 1977; 7: 67.
19) Ueland K and Hansen JM: Maternal cardiovascular dynamics. II. Posture and uterine contractions. Am J Obstet & Gynecol 1969; 103: 1.
20) Upshow CB: A study of maternal electrocardiograms recorded during labor and delivery. Am J Obst & Gynecol 1970; 107: 17.
21) 鈴木雅洲: 分娩の母児に与える影響. 産科学入門, 1978; 4: 82.
22) Hendricks CH and Quilligan EJ: Cardiac output during labor. Am J Obstet & Gynecol 1956; 71: 953.
23) Wright HP, Morris N, Osborn SB et al: Effective uterine blood flow during labor. Am J Obstet & Gynecol 1958; 75: 3.
24) Harbert GM, Corwell GW, Littlefield JB et al: Maternal hemodynamics associated with uterine contraction in gravid monkeys. Am J Obstet & Gynecol 1968; 104: 24.
25) Greiss FC: Effect of labor on uterine blood flow observations on gravid ewes. Am J Obstet & Gynecol 1965; 93: 917.
26) Brotanek V, Hedricks CB and Yoshida T: Changes in uterine blood flow during uterine contractions. Am J Obstet & Gynecol 1969; 103: 1108.
27) Ueland K and Hansen JM: Maternal cardiovascular dynamics. III. Labor and delivery under local and caudal analgesia. Am J Obstet & Gynccol 1969; 103: 8.

文　献

28) Niswonger JWH and Langmade CF：Cardiovascular changes in vaginal deliveries and cesarean section. Am J Obstet & Gynecol 1970；107：337.
29) 吉村正治：脈拍欠損（IV）．メデカルエレクトロタイムス 1966；8：2543.
30) Freidberg CK："Diseases of the heart". Sanders, Philadelphia, 1966.
31) Flessas AP, Kumer S and Spodick DH：Effect of the Valsalva maneuver in the cardiac systolic intervals；Beat‐to‐beat versus timed analysis. Am Heart Journal 1970；80：522.
32) Ruskin T, Harley A and Greenfield JC：Pressure flow studies in patients having a pressre response to the Valsalva maneuver. Circuration 1968；XXXVIII：277.
33) 斎藤十六，中村　仁：肺循環．生理学大系 III. 循環の生理学，松田幸次郎編，1973；1：810, 医学書院，東京．
34) Teiji Ozawa：Valsalva maneuver, Plethysmographic Study in Obstetrics, Gynecology and Arteriosclerosis, 2002；1：64, Shinyuhousha, Tokyo.
35) Chirife R and Spodick DH：Densitography. A new method for evolution of cardiac performance at rest and during exercise. Am Heart J 1972；83：93.
36) 斎藤十六，稲垣義明ら：運動の循環動態．呼吸と循環 1968；16：491.
37) 池田正男，藤井　潤：循環系の神経性調節．最新医学 1968；23：208.
38) 友松達也，猪尾　力：妊娠時の循環呼吸変化．呼吸と循環 1968；16：863.
39) 猪飼道夫：スポーツ医学入門，1965；3：105, 南山堂，東京．
40) 入内島十郎：末梢循環の調節．医学の歩み 969；71：473.
41) 三上正俊：胎児循環の仮説．北海道医報 1999；936：22‐25.
42) Keith L. More, T. V. N. Persaud：The Developing Human. SAUNDERS, 2003.
43) Barclay ML, De Hart W and Mercer JF：Wave‐form analysis of intrauterine pressre curves with methodes and models developed in cardiac research. Am J Obstet Gynecl 1977；128：242.
44) 真木正博：産婦人科出血の診断と治療，1968；1：104, アサヒ興業出版，東京．
45) 三上正俊，宮内茂樹，鈴木雅洲ほか：分娩時の指先容積脈波．周産期脈波学，1982；1：182‐185, 東京医学社，東京．
46) 坂口高義，後藤正紀，清原正章ら：産褥時脈波．脈波 1973；5：113.
47) 鍵谷昭文，品川信良：産褥時の脈波（その2）．周産期脈波学，1982；1：266‐269, 東京医学社，東京．

あとがき

　本書の脈波理論はすべて日本臨床生理学会名誉会長　吉村正治先生に依ったものであります．

　また稿を終えるにあたり，1970年当時，まず何よりも困難だった分娩時脈波の記録そのものに積極的なご理解，ご協力を頂いた青森市民病院 産婦人科医長 宮内茂樹博士，必要な文献探索に図書室を開放され，さらに循環生理学の立場から研究に直接的かつ親身なご指導を頂いた中央鉄道病院循環器部長 故 金子克巳博士，15年間の北海道在任中に北海道医報に，本稿をはじめ規定量をはるかに越える脈波の投稿を黙認，掲載を許されたご寛容の広報部長 西　信博博士，採算第一に固執せず，学術の重要性を報道するのは医学図書出版社の社会的責任と認識，上梓を決定された永井書店編集部長 柳澤則雄氏に深甚なる謝意を表します．

　2004年11月

著者ら

本書（分娩時母児の心血行動態-容積脈波の分析から-）の本文内容の殆どは1982年8月30日東京医学社発行，鈴木雅洲・三上正俊 編「周産期脈波学」第1版第1刷の「第3章 分娩時の脈波，三上正俊・宮内茂樹・鈴木雅洲，181-229ページからの転載であります．
　また図表も大部分は「周産期脈波学」からの転載であります．具体的には下記の如くです．
　以上の転載のご了解を戴きました東京医学社編集部長　南　直好氏に対し深甚なる感謝と敬意の念を表します．

著者ら

2004年11月

本書	東京医学社「周産期脈波学」	本書	東京医学社「周産期脈波学」
図1 ・4ページ	図1・182ページ	図26・42ページ	図27・211ページ
図2 ・5ページ	図2・183ページ	図27・43ページ	図28・211ページ
図3 ・6ページ	図3・184ページ	図29・44ページ	図30・214ページ
図4 ・7ページ	図4・185ページ	図30・47ページ	図31・216ページ
図5 ・8ページ	図5・186ページ	図32・50ページ	図32・217ページ
図6 ・9ページ	図6・186ページ	図33・54ページ	図33・218ページ
図7 ・10ページ	図7・187ページ	図34・55ページ	図34・219ページ
図8 ・11ページ	図8・187ページ	図35・56ページ	図35・220ページ
図9 ・11ページ	図9・188ページ	図36・57ページ	図36・221ページ
図10・13ページ	図10・189ページ	図37・60ページ	図37・222ページ
図11・14ページ	図11・190ページ	図38・61ページ	図38・223ページ
図12・16ページ	図13・193ページ	図39・62ページ	図39・224ページ
図13・17ページ	図14・194ページ	図40・66ページ	図11・259ページ
図14・19ページ	図15・195ページ		
図15・20ページ	図16・195ページ	表1 ・13ページ	表1・190ページ
図16・22ページ	図18・197ページ	表2 ・15ページ	表2・192ページ
図17・23ページ	図19・198ページ	表3 ・15ページ	表3・192ページ
図18・27ページ	図20・200ページ	表4 ・26ページ	表4・200ページ
図19・30ページ	図21・202ページ	表5 ・38ページ	表5・208ページ
図20・31ページ	図22・203ページ		
図21・33ページ	図23・204ページ		
図22・34ページ	図24・205ページ		
図23・39ページ	図25-a・208ページ		
図24・40ページ	図25-b・208ページ		
図25・42ページ	図26・210ページ		

著者連絡先

三上　正俊　〒039-3502　青森市大字久栗坂字山辺89-10　青森敬仁会病院　内科
鍵谷　昭文　〒036-8564　弘前市本町66-1　弘前大学医学部保健学科母子看護学

分娩時母児の心血行動態－容積脈波の分析から－

ISBN4-8159-1705-1　C3047

平成16年11月20日　第1版印刷
平成16年11月25日　第1版発行

＜検印省略＞

著　者	三上　正俊／鍵谷　昭文	
	澤井　通彦／丹野　恒明	
	鈴木　雅洲	
発行者	松浦　三男	
印刷所	服部印刷株式会社	
発行所	株式会社　永井書店	

〒553-0003　大阪市福島区福島8丁目21番15号
電話06(6452)1881(代表)／ファクス06(6452)1882

東京店
〒101-0062　東京都千代田区神田駿河台2-10-6
電話03(3291)9717(代表)／ファクス03(3291)9710

Printed in Japan　　　　　　©MIKAMI Masatoshi, et al, 2004

- 本書の複製権・翻訳権・上映権・譲渡権・公衆送信権（送信可能化権を含む）は，株式会社永井書店が保有します．
- JCLS〈(株)日本著作出版権管理システム委託出版物〉
本書の無断複写は著作権法上での例外を除き禁じられています．複写される場合には，その都度事前に(株)日本著作出版権管理システム(電話03-3817-5670, FAX 03-3815-8199)の許諾を得て下さい．